巴蜀名医遗珍系列丛书

主编 马烈光

四川省社科联科研课题
重庆金阳集团热情支持

李仲愚

杵针治疗学
——十四代秘传之独特疗法

李仲愚 著

钟枢才 李淑仁 整理

中国中医药出版社
·北 京·

图书在版编目（CIP）数据

李仲愚杵针治疗学：十四代秘传之独特疗法 / 李仲愚著；钟枢才，
李淑仁整理 . —北京：中国中医药出版社，2016.10（2024.10 重印）
（巴蜀名医遗珍系列丛书）
ISBN 978–7–5132–3635–5

Ⅰ . ①李… 　Ⅱ . ①李… 　②钟… 　③李… 　　Ⅲ . ①针刺疗法
Ⅳ . ① R245.3

中国版本图书馆 CIP 数据核字（2016）第 222783 号

中国中医药出版社出版

北京经济技术开发区科创十三街 31 号院二区 8 号楼
邮政编码　100176
传真　010–64405721
廊坊市祥丰印刷有限公司印刷
各地新华书店经销

开本 880×1230　1/32　印张 9.5　字数 226 千字
2016 年 10 月第 1 版　2024 年 10 月第 6 次印刷
书号　ISBN 978 – 7 – 5132 – 3635 – 5

定价　49.00 元
网址　www.cptcm.com

如有印装质量问题请与本社出版部联系（010–64405510）
版权专有　侵权必究

服 务 热 线　010–64405510
购 书 热 线　010–89535836
维 权 打 假　010–64405753

微信服务号　zgzyycbs
微商城网址　https://kdt.im/LIdUGr
官 方 微 博　http://e.weibo.com/cptcm
天猫旗舰店网址　https://zgzyycbs.tmall.com

出版者言

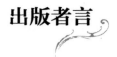

　　《名医遗珍系列》旨在搜集、整理我国近现代著名中医生前遗留的著述、文稿、讲义、医案、医话等等。这些文献资料，有的早年曾经出版、发表过，但如今已难觅其踪；有的仅存稿本、抄本，从未正式刊印、出版；有的则是家传私藏，未曾面世、公开过，可以说都非常稀有、珍贵。从内容看，有研习经典医籍的心悟、发微，有个人学术思想的总结、阐述，有临证经验的记录、提炼，有遣方用药的心得、体会，篇幅都不是很大，但内容丰富多彩，各具特色，有较高的学术和实用价值，足资今人借鉴与传承。

　　寻找、搜集这些珍贵文献资料是一个艰难、漫长而又快乐的过程。每当我们经过种种曲折得到想要的资料时，都如获至宝，兴奋不已，尤其感动于这些资料拥有者的无私帮助和大力支持。他们大都是名医之后或其门生弟子，不仅和盘托出，而且主动提供相关素材、背景资料，很多人还亲自参与整理、修订。他们的无私品质和高度责任感，也激励、鞭策我们不畏艰难，更加努力。

有道是"巴蜀自古出名医"。巴蜀大地，山川俊秀，物产丰富独特，文化灿烂悠久，不仅群贤毕集，而且名医大家辈出，代有传人，医书诊籍充栋，分量十足，不愧为"中医之乡，中药之库"。因此，我们特别推出《巴蜀名医遗珍系列丛书》，精心汇集了陈达夫、吴棹仙、李斯炽、熊寥笙等16位现代已故巴蜀名医的珍贵遗著、文稿，以展现巴蜀中医的别样风采。尤其值得一提的是，此次由巴蜀名中医马烈光教授亲任主编，年逾九旬的中医泰斗李克光教授担纲主审，确保了这套丛书的高品质和高水平。另外，还有相当部分的巴蜀名医资料正在搜集整理中，会在近期集中出版。

今后，我们还将陆续推出类似的专辑。真诚希望同道和读者朋友提出意见，提供线索，共同把这套书做成无愧于时代的精品、珍品。

中国中医药出版社

2016 年 8 月 4 日

前言

　　自古以来，以重庆为中心所辖地区称为"巴"，以成都为中心的四川地区称为"蜀"，合称"巴蜀"或"西蜀"。隋代卢思道曾云："西蜀称天府，由来擅沃饶。"巴蜀大地，不仅山川雄险幽秀，江河蜿蜒回绕，物产丰富独特，而且文化灿烂悠久，民风淳朴安适，贤才汇聚如云。现代文学家郭沫若曾谓："文宗自古出西蜀。""天府"巴蜀，不仅孕育出了大批横贯古今、闪耀历史星空的大文豪，如汉之司马相如、扬雄，宋之"三苏"等，也让"一生好入名山游"的李白、杜甫等恋栈不舍。

　　更令人惊叹者，巴山蜀水，不仅群贤毕集，复名医辈出，代有传人。早在《山海经》中已有"神医"巫彭、巫咸，其后，汉之涪翁、郭玉，唐之昝殷、杜光庭，宋之唐慎微、史崧，清之唐宗海、张骥、曾懿等，举不胜举。尤其在近现代，名噪一时的中医学家，如沈绍九、郑钦安、萧龙友、蒲辅周、冉雪峰、熊寥笙、李重人、任应秋、杜自明、李斯炽、吴棹仙等，均出自川渝巴蜀。如此众多出类拔萃的中医前辈名宿，其医德、医术、医学著述、临床经验、学术思想及治学方法，都是生长、开放在巴蜀这块大地上的瑰丽奇葩，为我国中医药事业的发展增添了光辉篇章，是一份十分值得珍惜、借鉴和弘扬的、独具特色的宝贵民族文化遗产和精神财富。

"自古巴蜀出名医"，何也？

首先，巴蜀"君王众庶"历来重视国学。巴蜀地区历史文化厚重，广汉三星堆、成都金沙遗址等，不断有考古学新发现揭示着本地文化的悠久。西汉之文翁教化为巴蜀带来了中原的儒道文化，使巴蜀文化渐渐融入了中华文化之中。而汉之司马相如、扬雄之文风，又深深体现着巴蜀文化的独特性。巴蜀人看重国学，文风颇盛，即使在清末民国之初，传统文化横遭蹂躏时，巴蜀仍能以"国学"之名将其保留。另外，蜀人喜爱易学，宋朝理学家程颐就说"易学在蜀"，体现出易学是巴蜀文化的重要特征。"医易同源"，易学在巴蜀的盛行，使巴蜀中医尤易畅晓医理并发挥之。就这样，巴蜀深厚的文化底蕴为生于斯、长于斯的巴蜀中医营造了一块沃土，提供了丰厚的精神濡养。

其次，巴蜀地区中医药资源得天独厚。四川素有"中药之库"的美称。仅药用植物就有5000余种，中药材蕴藏量、道地药材种类、重点药材数量等，均居全国第一位。"工欲善其事，必先利其器"，有了丰富的中药材资源，巴蜀中医就有了充足的"利器"，药物信手拈来，临床疗效卓著，医名自然远扬。

最后，巴蜀名山大川众多，风光旖旎，道学兴盛，道教流派颇多，"仙气"氤氲。鲁迅先生曾谓"中国文化的根柢全在道教"，道学、道教与中华文化的形成有着密切的关系，与中医学更具"血肉联系"。于道而言，史有"十道九医"之说；于中医而言，中医"至道"中有很大部分内容直接源于道，不少名医精通道学，或身为道教中人，典型者如晋代葛洪及唐代孙思邈。巴蜀地区，道缘尤深。且不说汉成帝时，成都严君平著《老子注》和《道德真经指归》，使道家学说系统化，对道学发展影响深远。仅就道教名山而言，"蜀国多仙山"，如四川大邑县鹤鸣山为"道教祖庭"，东汉张道陵于此倡"正一盟威之道"，标志着道教的形成；青城山为道教"第五洞天"，至今前山数十座道教宫观完好保留；

峨眉山为道教"第七洞天",今仍保留有诸多道教建筑。四川这种极为浓厚的道学氛围,洵为名医成长之深厚底蕴。

自古巴蜀出名医,后人本应承继其学,发扬光大。然而,即使距今尚近的现代巴蜀名医,其学术经验的发掘整理现状堪忧。有的名医经验濒于失传;有的以前虽然发表、出版过,但如今难觅其踪;间或有一些得以整理问世,也多由名医门人弟子完成,呈散在性,难保其全面、系统、完善。如现代已故巴蜀名医中,成都李斯炽、重庆熊寥笙、达县龚益斋、大邑叶心清、内江黄济川、三台宋鹭冰等,这些医家,虽有个人专著行世,但一直缺乏一套丛书将其学验进行系统汇总与整理。

此外,现有的名医经验整理专著,多将其学术思想和临床经验分册出版,较少赅于一书,全面反映名医的学术特点。而有些名医在生前喜手录医悟、医论与医方、医案,因未得出版,遂留赠门人弟子,几经辗转,终濒临失传。如20多年前去世的名医彭宪彰,虽有《叶氏医案存真疏注》一书于1984年出版,但此书仅为几万字的注解性专著,只反映了彭老在温病学方面的学术成就。而他利用业余时间,手录的大量临床验案，至今未得到全面发掘整理，近于湮没无闻，遑论出版面世。痛夫！这些乃巴蜀杏林的巨大损失！

吾从小跟名师学中医，于 20 世纪 60 年代末参加医疗卫生工作，70 年代在成都中医学院毕业留校从事医、教、研工作至今。在此期间，与许多现代巴蜀名医熟识，常受其耳提面命和谆谆教诲。几十年来，深感老前辈们理用俱佳，心法独到，临床卓有良效，遗留资料内容丰富多彩，具有颇高的学术和应用价值，若不善加搜集整理，汇总出版，则有绝薪之危。有鉴于此，我们早冀系统搜集整理出版一套现代已故巴蜀名医丛书，这也是巴蜀乃至全国中医界盼望已久的大事。适逢中国中医药出版社亦有此意愿，不谋而合，颇为相惜。此套丛书的出版幸蒙年逾九旬的巴蜀中医泰斗李克光教授垂青、担纲主审，并得到了国家中医药管理局、四川省中医药管理局、重庆市中医药管理局、四川省中医药科学院、成都中医药大学等的政策支撑，以及重庆金阳等企业的资金支持。尚得到不少名医之后或其门生弟子主动提供文献资料和相关素材之鼎力相助，更因成功申报为四川省社科课题而顺利完成了已故巴蜀现代名医存世资料的搜集、整理研究工作。对此，实感幸甚，诚拜致谢！

恰逢由科技部、国家中医药管理局等 15 个部委主办的"第五届中医药现代化国际科技大会"在成都隆重召开及成都中医药大学 60 年华诞之际，双喜临门，盛事"重庆"，愿以是书为贺，昭显巴蜀中医名家近年来的成果，尤可贻飨同道，不亦快哉！

丛书付梓之际，抚稿窃思，前辈心法得传，于弘扬国医，不无小益，理当欣喜；然仍多名医无继，徒呼奈何！若是丛书克竟告慰先贤，启示后学之功，则多年伏案之苦，亦何如也！

纸牍有尽，余绪不绝，胪陈管见，谨作是叙！并拟小诗以纪之：

巴蜀医名千载扬，济羸获安久擅长；

川渝杏林高寿日，岐黄仁术更辉煌。

丛书主编　马烈光
2016 年 8 月于成都中医药大学

内容提要

李仲愚（1920—2003），四川省彭州市人，著名中医临床家、针灸学家。长期从事中医、针灸教学和临床工作。临证深求古训，博采新知，施术时能取各家之长，因时、因地、因人、因症而活法用之。精于方术，善用针灸，常以中医传统的汤液、针灸、角、砭、导引、按摩、薄贴、膏沫、浴熨等方法治疗内、妇、儿、外及五官各科疾病，尤擅长使用祖传绝招杵针、气功等法，内外合治、针药结合，治疗多种常见病及各种奇难杂证，疗效显著。多次进京给中央首长治病，多采用杵针、指针之法，收到了满意的疗效。

本书为《巴蜀名医遗珍系列丛书》之一，系由李老首次系统研究整理秘传十四代的独特疗法——杵针疗法而成。该疗法因其不用药物、无损痛之苦、取穴精简、手法简单、操作简便等特点而广受欢迎，曾获四川省科学技术进步二等奖。书中系统介绍了李氏杵针疗法的渊源、常用穴与特殊穴位、杵针疗法操作要点、证治概要，并列举了中医临床上常见的 70 多种疾病的杵针治疗，具有较高的临床实用价值。

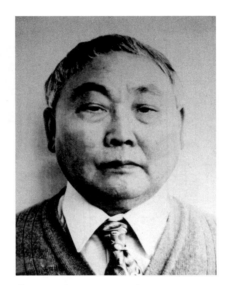

李仲愚（1920—2003）

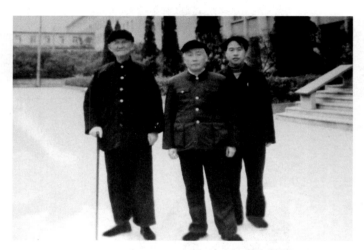

李仲愚（中）与友人合影（曹芝富副主任医师提供）

醫宗華
扁德配
斬岐

芝富大夫懸壺
癸酉陽月
仲愚題贈

李仲愚墨宝（曹芝富副主任医师提供）

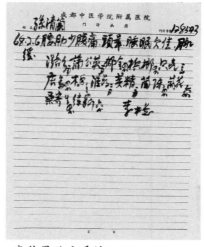

李仲愚处方手迹

目录

第一章　李氏杵针疗法渊源

杵针疗法，是李氏家族入川始祖李尔绯少年时从师如幻真人学到的。当时如幻真人是武当山岩居道士，他精武艺，善导引，修炼之暇，常以杵针为穷苦山民治病。始祖侍奉真人十有三载，一日真人抚臂谓之始祖：汝世缘尚深，应广救良民，要拔民于水火之中，不能如我岩居穴中，与草木同腐，汝速下山安家立业，与世人多结良缘，汝当自珍！师徒之情永不磨灭。

始祖跪拜膝前，恳求侍师终生，师不允，祖因夙慕天府山川雄秀，故翌日乃泣别真人，卖艺入川。

李氏祖籍是湖北麻城县孝感乡，从始祖算起，在四川已经 16 代了。

杵针疗法为中国医经所未载，《道藏》典籍亦未见记述。在秘传过程中，只是口传其方法，没有文字记载。然而其学术思想源于羲黄古易，其辨证、立法、取穴、布阵，多寓有《周易》《阴符》、理、气、象、数之意，和中医学理论乳水相融。此绝技幸传李氏家族，亦幸入于医家，不尔，亦与东流同逝矣！

杵针疗法的特点是，其辨证思想与中医学理论相同，其不同之处，一是不用药物，但也不排除药物。二是虽属针灸疗法，而不用金针、砭石刺入穴下，故无破皮伤肌之苦，无创痕感染之忧。病者易于接受，妇孺皆无惧怯，故较易于推广。三是取穴精当，以原络、俞募、河车、八阵之穴为主，天应为导，易于学习掌握。有利无弊，有病治病，无病强身，诚治病之王道，保健之宝筏。

第二章　李氏杵针疗法常用腧穴

腧穴是杵针治疗疾病的特定部位，掌握其定位及主治才能为杵针在临床上应用打下基础。

第一节　十二经脉常用腧穴

一、手太阴肺经

手太阴肺经经脉从胸走手，腧穴起于中府，止于少商，共十一穴，左右共二十二穴（图2–1）。常用穴位有中府、云门、尺泽、孔最、列缺、经渠、太渊、鱼际、少商。

1. 中府

〔取穴〕前正中线旁开6寸，平第1肋间隙处。

〔主治〕咳嗽，气喘，胸痛，肺胀满，肩背痛。

〔手法〕杵针点叩、升降、开阖、运转、分理。

〔附注〕手太阴肺经的"募穴"；手、足太阴经的"交会穴"。

2. 云门

〔取穴〕前正中线旁开6寸，锁骨

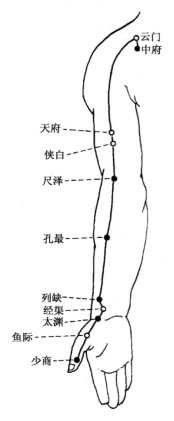

图2–1　手太阴肺经腧穴图

下缘（中府穴上 1 寸亦可取之。仰卧取穴）。

〔主治〕咳嗽，气喘，胸痛，缺盆中痛，肩背痛，胸中烦热胀满，五十肩。

〔手法〕杵针点叩、升降、开阖、运转、分理。

3. 尺泽

〔取穴〕肘横纹中，肱二头肌腱桡侧缘，屈肘成 90°角取穴。

〔主治〕咳嗽，气喘，咯血，咽喉肿痛，胸部胀满，小儿惊风，肘臂挛痛，偏瘫。

〔手法〕杵针点叩、升降、开阖。

〔附注〕手太阴肺经所入为"合"。

4. 孔最

〔取穴〕尺泽穴与太渊穴连线上，肘横纹上 7 寸处，仰掌平卧或坐位取穴。

〔主治〕咳嗽，咯血，气喘，咽喉肿痛，失音，头痛，热病无汗，肘臂疼痛。

〔手法〕杵针点叩、升降、开阖、运转、分理。

〔附注〕手太阴肺经"郄穴"。

5. 列缺

〔取穴〕桡骨茎突上方，腕横纹上 1.5 寸，侧掌取穴。简便取穴法：两手交叉食指尽处为列缺穴。

〔主治〕偏头痛，遗尿，咳嗽，气喘，咽喉疼痛，半身不遂，口眼㖞斜，牙关紧闭，牙痛，落枕，感冒，手腕无力。

〔手法〕杵针点叩、升降、开阖。

〔附注〕手太阴肺经"络穴"；八脉交会穴之一，通于任脉。

6. 经渠

〔取穴〕在桡骨茎突内缘，腕横纹上1寸取穴。

〔主治〕咳嗽，气喘，胸痛，咽喉疼痛，胸闷胀，手腕疼痛。

〔手法〕杵针点叩、升降、开阖。

〔附注〕手太阴肺经"经穴"。

7. 太渊

〔取穴〕掌后腕横纹桡侧端凹陷中取穴。

〔主治〕无脉症，咳嗽，气喘，胸痛，咳血，咽干，咽喉肿痛，缺盆中痛，胸膺满痛，上肢内侧疼痛，噫气，呕吐，腕关节扭伤，风湿痹痛。

〔手法〕杵针点叩、升降、开阖。

〔附注〕手太阴肺经所注为"输"；肺的"原穴"；八会穴之一，脉会太渊。

8. 鱼际

〔取穴〕第1掌骨中点，赤白肉际处，仰掌取穴。

〔主治〕咳嗽，咯血，气喘，咽喉肿痛，失音，发热，头痛，胃痛，癔病失语，掌心热，解酒毒。

〔手法〕杵针点叩、升降、开阖。

〔附注〕手太阴肺经所流为"荥"。

9. 少商

〔取穴〕拇指桡侧指甲角旁约0.1寸处取穴。

〔主治〕咽喉疼痛，鼻衄，癫狂，发热，不省人事，咳嗽，痄腮，中暑，高热惊风。

〔手法〕杵针点叩、开阖。

巴蜀名医遗珍系列丛书

〔附注〕手太阴肺经所出为"井"。

二、手阳明大肠经

手阳明大肠经经脉，从手走头，腧穴起于商阳，止于迎香，有 20个穴位，左右共计 40 个穴位（图 2-2）。常用穴位有商阳、二间、三间、合谷、阳溪、偏历、上廉、下廉、手三里、曲池、肘髎、臂臑、肩髃、巨骨、迎香。

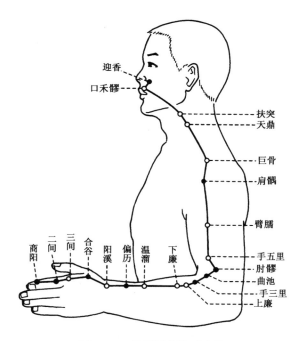

图 2-2　手阳明大肠经腧穴图

1. 商阳

〔取穴〕食指桡侧指甲角旁开约 0.1 寸处取穴。

〔主治〕中风，中暑，癔病，牙痛，咽喉肿痛，高热昏迷，手指麻木。

〔手法〕杵针点叩、开阖。

〔附注〕手阳明大肠经所出为"井"。

2. 二间

〔取穴〕握拳，当食指桡侧掌指关节前凹陷中取穴。

〔主治〕牙痛，口㖞，喉痹，热病，咽喉肿痛，鼻衄，肩臂痛，手指麻木。

〔手法〕杵针点叩、开阖。

〔附注〕手阳明大肠经所溜为"荥"。

3. 三间

〔取穴〕握拳，当第 2 掌骨小头桡侧后凹陷中取穴。

〔主治〕目痛，齿痛，咽喉肿痛，身热，疟疾，腹满肠鸣。

〔手法〕杵针点叩、开阖。

〔附注〕手阳明大肠经所注为"输"。

4. 合谷

〔取穴〕手背第 1、2 掌骨之间，约第 2 掌骨中点。简便取穴法：将一手拇指指关节横纹，放在另一手张开的拇、食指间的蹼缘上，轻轻下压，拇指末端是穴。

〔主治〕面目诸疾，如头痛，目赤肿痛，牙痛，鼻衄，腮腺炎，口眼㖞斜，咽喉肿痛，面痛，面肿等。另外，如腹痛，便秘，呕吐，呃逆，感冒，痛经，经闭，滞产，惊风，风丹，中风上肢不用，痹证上肢疼痛，眩晕，失音，咳嗽，哮喘，癫痫，癔病，昏厥等，亦属主治范围。

〔手法〕杵针点叩、升降、开阖。

〔附注〕手阳明大肠经所过为"原"。

5. 阳溪

〔取穴〕腕背横纹桡侧端，两筋间凹陷中取穴。

〔主治〕头痛，目赤肿痛，手腕痛，咽喉肿痛，齿痛。

〔手法〕杵针点叩、升降、开阖。

〔附注〕手阳明大肠经所行为"经"。

6. 偏历

〔取穴〕在阳溪穴与曲池穴连线上，阳溪穴上 3 寸处是穴。

〔主治〕头痛，面肿，咽喉痛，手臂酸痛，目赤，鼻衄，口眼㖞斜，耳鸣耳聋。

〔手法〕杵针点叩、升降、开阖、运转、分理。

〔附注〕手阳明大肠经"络穴"。

7. 下廉

〔取穴〕在阳溪与曲池穴的连线上，曲池穴下 4 寸处取穴。

〔主治〕头风，眩晕，目痛，腹痛，飧泄，喘息，瘰疬，乳痈，肘臂痛，上肢不遂。

〔手法〕杵针点叩、升降、开阖、运转、分理。

8. 上廉

〔取穴〕在曲池下 3 寸，手三里穴下 1 寸处取穴。

〔主治〕肠鸣腹痛，飧泄，夹脐痛，胸痛，喘息，头痛，半身不遂，手臂麻木。

〔手法〕杵针点叩、升降、开阖、运转、分理。

9. 手三里

〔取穴〕在阳溪穴与曲池穴连线上，曲池穴下2寸处取穴。

〔主治〕齿痛，颊肿，上肢偏废，腹痛，腹泻，目疾，中风口㖞，失音，急性腰扭伤。

〔手法〕杵针点叩、升降、开阖、运转、分理。

10. 曲池

〔取穴〕屈肘，成直角，当肘横纹外端与肱骨外上髁连线的中点处取穴。

〔主治〕上肢不遂，高热，目赤，风疹，咽喉肿痛，齿痛，瘰疬，疔疮，疟疾，头癣，眩晕，癫狂，腹痛吐泻，肘臂麻木，月经不调，丹毒，痢疾，惊风，痿证。

〔手法〕杵针点叩、升降、开阖、运转、分理。

〔附注〕手阳明大肠经所入为"合"。

11. 肘髎

〔取穴〕屈肘，曲池穴外上方1寸，肱骨边缘处取穴。

〔主治〕肘臂部酸痛、麻木、挛急。

〔手法〕杵针点叩、升降、开阖、运转。

12. 臂臑

〔取穴〕在曲池穴与肩髃穴连线上，曲池穴上7寸，三角肌下端取穴。

〔主治〕目疾，肩臂痛，颈项拘挛，痿证上肢不遂，瘰疬等。

〔手法〕杵针点叩、升降、开阖、运转、分理。

巴蜀名医遗珍系列丛书

13. 肩髃

〔取穴〕上臂外展平举，肩部出现两个凹陷，在前一凹陷中取穴。

〔主治〕肩臂痛，上肢不遂，风热瘾疹，痿证，痹证，瘰疬。

〔手法〕杵针点叩、升降、开阖、运转、分理。

〔附注〕手阳明经与阳跷脉交会穴。

14. 巨骨

〔取穴〕在锁骨肩峰端与肩胛冈之间凹陷中取穴。

〔主治〕肩臂痛，上肢不遂，风热瘾疹，瘰疬，吐血，肩关节扭伤。

〔手法〕杵针点叩、升降、开阖。

15. 迎香

〔取穴〕鼻唇沟中，鼻翼旁 0.5 寸处取穴。

〔主治〕鼻病，面痒，口㖞，感冒，目赤肿痛，面痛。

〔手法〕杵针点叩、升降、开阖。

〔附注〕手、足阳明经交会穴。

三、足阳明胃经

足阳明胃经经脉从头走足，腧穴起于承泣，止于厉兑，共计 45 穴，左右共计 90 个穴位（图 2-3）。常用穴位有承泣、四白、巨髎、地仓、大迎、颊车、下关、头维、人迎、气舍、缺盆、乳根、不容、承满、梁门、关门、滑肉门、天枢、水道、归来、气冲、髀关、伏兔、阴市、梁丘、犊鼻、足三里、上巨虚、条口、下巨虚、丰隆、解溪、冲阳、陷谷、内庭、厉兑。

1. 承泣

〔取穴〕目正视，瞳孔直下，当眶下缘与眼球之间取穴。

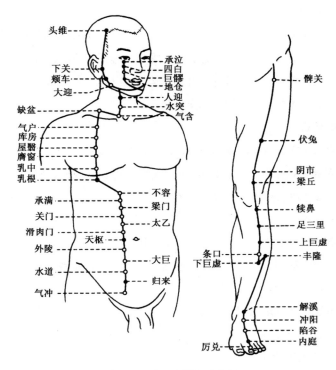

图 2-3 足阳明胃经腧穴图

〔主治〕目赤肿痛，流泪，夜盲，眼睑瞤动，口眼㖞斜，近视，斜视，色弱，目翳。

〔手法〕杵针点叩、开阖。

〔附注〕足阳明经、阳跷、任脉经交会穴。

2. 四白

〔取穴〕目正视，瞳孔直下，当眶下孔凹陷中取穴。

〔主治〕目赤痛痒，目翳，眼睑瞤动，口眼㖞斜，头面疼痛。

〔手法〕杵针点叩、开阖。

3. 巨髎

〔取穴〕两目正视，瞳孔直下，与鼻翼下缘平齐处取穴。

〔主治〕口眼㖞斜，眼睑瞤动，鼻衄，齿痛，唇颊肿。

〔手法〕杵针点叩、开阖。

〔附注〕足阳明胃经与阳跷脉交会穴。

4. 地仓

〔取穴〕口角旁 0.4 寸处取穴。

〔主治〕口㖞流涎，眼睑瞤动，口舌生疮，疟腮，牙痛。

〔手法〕杵针点叩、开阖。

〔附注〕手足阳明经、阳跷脉交会穴。

5. 大迎

〔取穴〕在下颌角前方，咬肌的前缘，闭口鼓气时，即出现一沟形凹陷的尽端处取穴。

〔主治〕牙关紧闭，口眼㖞斜，疟腮，齿痛，面痛。

〔手法〕杵针点叩、开阖。

6. 颊车

〔取穴〕耳下 8 分，曲颊端近前陷中，咀嚼时咬肌隆起处取穴。

〔主治〕口㖞，齿痛，颊肿，口噤不语，颈项强痛，疟腮。

〔手法〕杵针点叩、升降、开阖。

7. 下关

〔取穴〕在颧骨弓之下凹陷中，合口有孔，张口即闭是穴。

〔主治〕牙痛，面瘫，耳鸣，耳聋，聤耳，口噤，面肿。

〔手法〕杵针点叩、升降、开阖。

〔附注〕足阳明经、足少阳经交会穴。

8. 头维

〔取穴〕额角发际直上 0.5 寸处取穴。

〔主治〕头痛，目眩，眼睑瞤动，流泪。

〔手法〕杵针点叩、升降、开阖。

〔附注〕足阳明经、足少阳经与阳维脉交会穴。

9. 人迎

〔取穴〕与喉结平，距喉结 1.5 寸，颈总动脉的前缘处取穴。

〔主治〕咽喉肿痛，气喘，头晕，面赤，瘰疬，瘿气，失音。

〔手法〕杵针点叩、升降、开阖。

〔附注〕足阳明经、足少阳经之交会穴。

10. 气舍

〔取穴〕锁骨内侧端之上缘，当胸锁乳突肌的胸骨头与锁骨头之间取穴。

〔主治〕咽喉肿痛，气喘，瘿瘤，瘰疬，呃逆。

〔手法〕杵针点叩、开阖。

11. 缺盆

〔取穴〕锁骨上窝正中，前正中线旁开 4 寸处取穴。

〔主治〕咳嗽气喘，咽喉肿痛，瘰疬，缺盆中痛。

〔手法〕杵针点叩、开阖。

12. 乳根

〔取穴〕第 5 肋间隙，乳头直下处取穴。

〔主治〕咳嗽，气喘，呃逆，胸痛，乳少，心悸，心痛。

〔手法〕杵针点叩、升降、开阖、运转、分理。

巴蜀名医遗珍系列丛书

13. 不容

〔取穴〕脐上6寸，巨阙穴（任脉）旁开2寸处取穴。

〔主治〕腹胀，呕吐，胃痛，食欲不振，胸胁痛。

〔手法〕杵针点叩、升降、开阖、运转、分理。

14. 承满

〔取穴〕脐上5寸，上脘穴（任脉）旁开2寸，即不容穴下1寸处取穴。

〔主治〕胃脘胀满，呕吐，肠鸣，食欲不振，气逆，吐血。

〔手法〕杵针点叩、升降、开阖、运转、分理。

15. 梁门

〔取穴〕脐上4寸，前正中线旁开2寸（中脘旁开），即承满穴下1寸处取穴。

〔主治〕胃痛，呕吐，食欲不振，完谷不化，肠鸣，腹胀，泄泻。

〔手法〕杵针点叩、升降、开阖、运转、分理。

16. 关门

〔取穴〕脐上3寸，建里穴（任脉）旁开2寸，即梁门穴下1寸处取穴。

〔主治〕腹胀腹痛，肠鸣泄泻，食欲不振，水肿，遗尿。

〔手法〕杵针点叩、升降、开阖、运转、分理。

17. 滑肉门

〔取穴〕脐上1寸，水分穴（任脉）旁开2寸，即太乙穴下1寸处取穴。

〔主治〕癫狂，呕吐，胃痛，腹痛。

〔手法〕杵针点叩、升降、开阖、运转、分理。

18. 天枢

〔取穴〕脐旁 2 寸处取穴。

〔主治〕腹胀肠鸣，绕脐痛，便秘，泄泻，痢疾，月经不调，癥瘕，水肿，肠痈，疝气，奔豚。

〔手法〕杵针点叩、升降、开阖、运转、分理。

〔附注〕大肠的"募穴"。

19. 水道

〔取穴〕脐下 3 寸，前正中线旁开 2 寸处取穴。

〔主治〕小腹胀满，小便不利，水肿，疝气，痛经，不孕，腹痛引腰。

〔手法〕杵针点叩、升降、开阖、运转、分理。

20. 归来

〔取穴〕脐下 4 寸，前正中线旁开 2 寸处取穴。

〔主治〕月经不调，白带，痛经，闭经，阴挺，崩漏，腹痛。

〔手法〕杵针点叩、升降、开阖、运转、分理。

21. 气冲

〔取穴〕脐下 5 寸，曲骨穴（任脉）旁开 2 寸处取穴。

〔主治〕阴茎肿痛，疝气，月经不调，不孕，阳痿，遗精，阴挺，脱肛。

〔手法〕杵针点叩、升降、开阖、运转、分理。

22. 髀关

〔取穴〕大腿前面，髂前上棘与髌骨外缘的连线上，平臀沟处取穴。

〔主治〕腰痛膝冷，痿痹，腹痛，股冷痛，屈伸不利，疝气。

〔手法〕杵针点叩、升降、开阖、运转、分理。

23. 伏兔

〔取穴〕在髂前上棘与髌骨外缘连线上，髌骨外上缘上 6 寸处取穴。

〔主治〕腰痛膝冷，下肢麻痹，疝气，脚气，中风下肢不遂。

〔手法〕杵针点叩、升降、开阖、运转、分理。

24. 阴市

〔取穴〕髌骨外上缘上 3 寸处取穴。

〔主治〕腰膝麻痹酸痛，疝气，屈伸不利，下肢不遂，腹胀，水肿。

〔手法〕杵针点叩、升降、开阖、运转、分理。

25. 梁丘

〔取穴〕髌骨外上缘上 2 寸处取穴。

〔主治〕膝肿痛，下肢不遂，胃痛，乳痛，血尿。

〔手法〕杵针点叩、升降、开阖、运转、分理。

〔附注〕足阳明胃经"郄穴"。

26. 犊鼻

〔取穴〕髌骨下缘，髌韧带外侧凹陷中，屈膝取穴。

〔主治〕膝痛，下肢麻痹，屈伸不利，脚气。

〔手法〕杵针点叩、开阖。

27. 足三里

〔取穴〕犊鼻穴下 3 寸，胫骨前嵴外一横指处取穴。

〔主治〕胃痛，呕吐，噎膈，腹胀，泄泻，消化不良，痢疾，便秘，痔疾，喘息痰多，乳痛，肠痛，眩晕，耳鸣，心悸，气短，下肢痹痛，水肿，脚气，癫狂，中风，鼻疾，产妇血晕，中暑，虚劳羸瘦，经闭，腹痛，荨麻疹。

〔手法〕杵针点叩、升降、开阖、运转、分理。

〔附注〕足阳明胃经"合穴"。本穴有强壮作用，为保健要穴。

28. 上巨虚

〔取穴〕足三里穴下 3 寸处取穴。

〔主治〕肠鸣，腹痛，泄泻，便秘，肠痈，痢疾，半身不遂，脚气，水肿。

〔手法〕杵针点叩、升降、开阖、运转、分理。

〔附注〕手阳明大肠经"下合穴"。

29. 条口

〔取穴〕上巨虚穴下 2 寸处取穴。

〔主治〕下肢痿痹，肩痛，五十肩，脘腹作痛，脚转筋挛。

〔手法〕杵针点叩、升降、开阖、运转、分理。

30. 下巨虚

〔取穴〕上巨虚穴下 3 寸处取穴。

〔主治〕小腹痛，泄泻，痢疾，腰脊痛引睾丸，乳痈，下肢痿痹，肠痛，便脓血，中风，下肢不遂。

〔手法〕杵针点叩、升降、开阖、运转、分理。

〔附注〕手太阳小肠经"下合穴"。

31. 丰隆

〔取穴〕外踝高点上 8 寸，条口穴外 1 寸处取穴。

〔主治〕头昏，眩晕，痰多咳嗽，呕吐，便秘，水肿，胸痛，咽喉肿痛，癫、狂、痫证，下肢痿痹，肿痛。

〔手法〕杵针点叩、升降、开阖、运转、分理。

〔附注〕足阳明胃经"络穴"。

32. 解溪

〔取穴〕足背踝关节横纹的中央两筋间取穴。

〔主治〕头痛，眩晕，癫狂，腹胀，便秘，踝关节肿痛，头面浮肿，下肢痿痹。

〔手法〕杵针点叩、开阖。

〔附注〕足阳明胃经所行为"经"。

33. 冲阳

〔取穴〕在解溪穴下方，足背最高点，动脉应手处，当第2、3跖骨与楔状骨间凹陷处取穴。

〔主治〕口眼㖞斜，齿痛，发热，狂、痫，足痿，足背红肿。

〔手法〕杵针点叩、升降、开阖。

〔附注〕足阳明胃经"原穴"。

34. 陷谷

〔取穴〕第2、3跖骨结合部之前凹陷中取穴。

〔主治〕面目浮肿，水肿，肠鸣，腹痛，足背肿痛。

〔手法〕杵针点叩、升降、开阖。

〔附注〕足阳明经之"输穴"。

35. 内庭

〔取穴〕足背第2、3趾间缝纹端取穴。

〔主治〕齿痛，咽喉肿痛，口㖞，鼻衄，胃痛吐酸，腹胀，痢疾，泄泻，便秘，热病，足背肿痛。

〔手法〕杵针点叩、升降、开阖。

〔附注〕足阳明胃经所溜为"荥"。

36. 厉兑

〔取穴〕第 2 趾外侧趾甲角旁约 0.1 寸处取穴。

〔主治〕牙痛，咽喉肿痛，鼻衄，腹胀，热病，多梦，癫狂，面肿，口角㖞斜，脚胫寒冷，胃痛，中暑，晕厥。

〔手法〕杵针点叩、开阖。

〔附注〕足阳明胃经所出为"井"。

四、足太阴脾经

足太阴脾经经脉从足走腹，腧穴起于隐白，止于大包，共计 21 穴，左右共计 42 个穴位（图 2–4）。常用穴位有隐白、大都、太白、公孙、

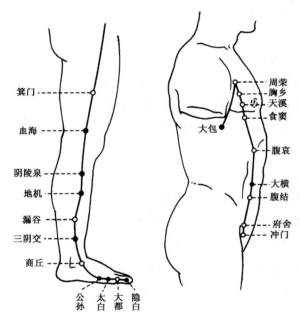

图 2–4　足太阴脾经腧穴图

巴蜀名医遗珍系列丛书

商丘、三阴交、漏谷、地机、阴陵泉、血海、箕门、腹结、大横、食窦、大包。

1. 隐白

〔取穴〕姆趾内侧趾甲角旁约 0.1 寸处取穴。

〔主治〕腹胀，便血，尿血，月经过多，崩漏，癫狂，多梦，惊风，衄血。

〔手法〕杵针点叩、开阖。

〔附注〕足太阴脾经所出为"井"。

2. 大都

〔取穴〕足大趾内侧，第 1 跖趾关节前下方赤白肉际处取穴。

〔主治〕腹胀，胃痛，呕吐，呃逆，泄泻，心痛，胸闷，腰不可以俯仰，热病无汗，四肢厥冷。

〔手法〕杵针点叩、开阖。

〔附注〕足太阴脾经所溜为"荥"。

3. 太白

〔取穴〕在第 1 跖骨小头的后下方，赤白肉际处取穴。

〔主治〕胃痛，腹胀，腹痛，身体沉重，痢疾，便秘，吐泻，脚气，痔疮，腰痛不可以俯仰。

〔手法〕杵针点叩、开阖。

〔附注〕足太阴脾经"输穴""原穴"。

4. 公孙

〔取穴〕第 1 跖骨基底部的前下缘，赤白肉际处取穴。

〔主治〕胃痛，腹痛，呕吐，肠鸣，腹胀，泄泻，痢疾，消化不良，肠风下血，疟疾，胎衣不下，癫狂。

〔手法〕杵针点叩、开阖。

〔附注〕足太阴脾经"络穴"。八脉交会穴之一，通于冲脉。

5. 商丘

〔取穴〕在内踝前下方，当舟骨结节与内踝连线的中点处取穴。

〔主治〕肠鸣，腹胀，舌本强痛，便秘，痔疮，泄泻，黄疸，倦怠嗜卧，踝关节疼痛。

〔手法〕杵针点叩、升降、开阖。

〔附注〕足太阴脾经所行为"经"。

6. 三阴交

〔取穴〕足内踝高点上3寸，胫骨内侧面后缘处取穴。

〔主治〕肠鸣，腹胀，泄泻，完谷不化，月经不调，崩漏，闭经，痛经，阴挺，不孕，滞产，遗精，阳痿，遗尿，疝气，失眠，下肢痿痹，脚气，心悸，水肿。

〔手法〕杵针点叩、升降、开阖、运转、分理。

〔附注〕足太阴、少阴、厥阴经交会穴。

7. 漏谷

〔取穴〕胫骨内侧面后缘，内踝上6寸处取穴。

〔主治〕腹胀，肠鸣，小便不利，腿膝冷痛、麻痹，遗精，崩漏，脚转筋，水肿。

〔手法〕杵针点叩、升降、开阖、运转、分理。

8. 地机

〔取穴〕胫骨内侧面后缘，阴陵泉下3寸处取穴。

〔主治〕腹胀，腹痛，食欲不振，泄泻，痢疾，月经不调，痛经，遗精，疝气，小便不利，水肿，脚转筋，黄疸。

〔手法〕杵针点叩、升降、开阖、运转、分理。

〔附注〕足太阴脾经"郄穴"。

9. 阴陵泉

〔取穴〕在胫骨内侧髁下缘，胫骨后缘和腓肠肌之间凹陷处取穴。

〔主治〕腹胀，泄泻，水肿，黄疸，小便不利或失禁，膝痛，阴部痛，疝气，遗精，脚转筋，腰痛。

〔手法〕杵针点叩、升降、开阖。

〔附注〕足太阴脾经所入为"合"。

10. 血海

〔取穴〕屈膝，髌骨内上缘上2寸，当股四头肌内侧头的隆起处。简便取穴法：患者屈膝，医者以左手掌心按于患者右膝髌骨上缘，2至5指向上伸直，拇指约呈45°角斜置，拇指尖下是穴。对侧取穴法仿此。

〔主治〕月经不调，崩漏，经闭，痛经，瘾疹，湿疹，丹毒，股内侧痛，膝关节肿痛。

〔手法〕杵针点叩、升降、开阖、运转、分理。

11. 箕门

〔取穴〕在血海与冲门连线上，血海上6寸处取穴。

〔主治〕小便不利，遗尿，淋证，带下，腹股沟肿痛。

〔手法〕杵针点叩、升降、开阖、运转、分理。

12. 腹结

〔取穴〕大横下1寸3分，距前正中线4寸处取穴。

〔主治〕绕脐腹痛，疝气，痢疾，腹泻，心痛。

〔手法〕杵针点叩、升降、开阖、运转、分理。

13. 大横

〔取穴〕脐旁 4 寸处取穴。

〔主治〕痢疾，泄泻，便秘，小腹痛，肠痈。

〔手法〕杵针点叩、升降、开阖、运转、分理。

14. 食窦

〔取穴〕第 5 肋间隙中，前正中线旁开 6 寸处取穴。

〔主治〕胸胁胀痛，噫气，反胃，腹胀，水肿，咳嗽。

〔手法〕杵针点叩、升降、开阖、运转、分理。

15. 大包

〔取穴〕腋正中线上，第 6 肋间隙中取穴。

〔主治〕气喘，胸胁痛，全身疼痛，四肢无力。

〔手法〕杵针点叩、升降、开阖。

〔附注〕脾之大络。

五、手少阴心经

手少阴心经经脉从胸走手，腧穴起于极泉，止于少冲，计 9 个穴位，左右共计 18 个穴位（图 2–5）。常用穴位有少海、灵道、通里、阴郄、神门、少府、少冲。

1. 少海

〔取穴〕屈肘，当肘横纹内端与肱骨内上髁连线之中点处取穴。

〔主治〕心痛，肘臂挛痛，瘰疬，头项痛，腋胁痛，手颤，健忘，暴喑，癫狂善笑，痫证，目眩，齿痛。

〔手法〕杵针点叩、开阖。

〔附注〕手少阴心经所入为"合"。

巴蜀名医遗珍系列丛书

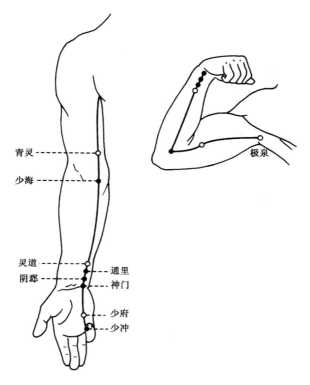

图 2-5　手少阴心经腧穴图

2. 灵道

〔取穴〕掌后腕横纹上 1.5 寸，尺侧腕屈肌腱桡侧缘处取穴。

〔主治〕心痛，心悸，怔忡，暴喑，肘臂挛痛，癔病，悲恐，善笑，舌强不语，足跗上痛，头痛目眩。

〔手法〕杵针点叩、升降、开阖。

〔附注〕手少阴心经所行为"经"。

3. 通里

〔取穴〕腕纹横上1寸，尺侧腕屈肌腱桡侧缘处取穴。

〔主治〕心悸，怔忡，暴喑，舌强不语，腕臂痛，失眠，悲恐畏人，头痛目眩，妇人经血过多，崩漏。

〔手法〕杵针点叩、升降、开阖。

〔附注〕手少阴心经"络穴"。

4. 阴郄

〔取穴〕腕横纹上0.5寸，神门与通里之间取穴。

〔主治〕心痛，心悸，惊恐，骨蒸盗汗，吐血，衄血，失语，暴喑。

〔手法〕杵针点叩、升降、开阖。

〔附注〕手少阴心经"郄穴"。

5. 神门

〔取穴〕腕横纹尺侧端，尺侧腕屈肌腱桡侧凹陷中取穴。

〔主治〕心痛，心烦，心悸，怔忡，健忘，失眠，癫狂，痫证，胸胁痛，瘿病，掌中热，呕血，吐血，头痛眩晕，咽干不欲食，失音，喘逆上气，遗尿。

〔手法〕杵针点叩、升降、开阖。

〔附注〕手少阴心经所注为"输"；心之"原穴"。

6. 少府

〔取穴〕第4、5掌骨之间，握拳，当小指端与无名指端之间取穴。

〔主治〕心悸，胸痛，小便不利，遗尿，阴部痒痛，小指挛痛，手癣，阴挺，悲恐善惊，喜笑。

〔手法〕杵针点叩、升降、开阖。

〔附注〕手少阴心经所溜为"荥"

7. 少冲

〔取穴〕小指桡侧指甲角旁约 0.1 寸处取穴。

〔主治〕心悸，心痛，癫、狂、痫证，热病，昏迷，胸胁痛，吐血，臑臂内后廉痛。

〔手法〕杵针点叩、开阖。

〔附注〕手少阴心经所出为"井"。

六、手太阳小肠经

手太阳小肠经经脉从手走头，腧穴起于少泽，止于听宫，计 19 个穴位，左右共计 38 个穴位（图 2-6）。常用穴位有少泽、前谷、后溪、腕骨、阳谷、养老、支正、小海、肩贞、臑俞、天宗、秉风、肩外俞、肩中俞、天容、颧髎、听宫。

1. 少泽

〔取穴〕小指尺侧指甲角旁约 0.1 寸处取穴。

〔主治〕中风，眼病，头痛，咽喉肿痛，热病，乳痈，乳汁少，昏厥，不省人事，目翳，疟疾，耳鸣，耳聋，肩臂外后侧疼痛。

〔手法〕杵针点叩、开阖。

〔附注〕手太阳小肠经所出为"井"。

2. 前谷

〔取穴〕握拳第 5 指掌关节前尺侧，横纹头赤白肉际处取穴。

〔主治〕热病汗不出，疟疾，癫、狂、痫证，耳鸣，目痛，目翳，头项急痛，颊肿，鼻塞，咽喉肿痛，产后无乳，臂痛，肘挛，手指麻木。

〔手法〕杵针点叩、开阖。

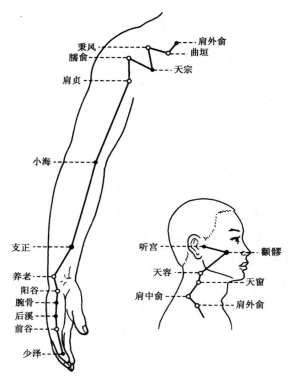

图 2-6 　手太阳小肠经腧穴图

〔附注〕手太阳小肠经所溜为"荥"。

3. 后溪

〔取穴〕握拳，第 5 指掌关节后尺侧，横纹头赤白肉际处取穴。

〔主治〕头项强痛，目赤，耳聋，咽喉肿痛，腰背痛，疟疾，癫、狂、痫证，手指及肘臂挛痛，急性腰扭伤，脚转筋，热病，盗汗，目眩，目眦烂，疥疮。

〔手法〕杵针点叩、开阖。

〔附注〕手太阳小肠经所注为"输";八脉交会穴之一,通督脉。

4. 腕骨

〔取穴〕后溪穴直上,于第5掌骨基底与三角骨之间赤白肉际处取穴。

〔主治〕头项强痛,耳鸣,目翳,黄疸,热病,疟疾,指掌腕痛,胁痛,颈项颔肿,消渴,目流冷泪,惊风,瘈疭,中风上肢不遂。

〔手法〕杵针点叩、开阖。

〔附注〕手太阳小肠经"原穴"。

5. 阳谷

〔取穴〕腕背纹横尺侧端,尺骨茎突前凹陷中取穴。

〔主治〕颈颔肿,臂外侧痛,手腕痛,热病无汗,头晕目赤肿痛,癫狂,胁痛项肿,痔瘘,耳聋,耳鸣,齿痛。

〔手法〕杵针点叩、升降、开阖。

〔附注〕手太阳小肠经所行为"经"。

6. 养老

〔取穴〕以掌向胸,当尺骨茎突桡侧缘凹陷中取穴。

〔主治〕视物不明,肩、背、肘、臂酸痛,项强。

〔手法〕杵针点叩、开阖。

〔附注〕手太阳小肠经"郄穴"。

7. 支正

〔取穴〕阳谷穴与小海穴的连线上,阳谷穴上5寸处取穴。

〔主治〕头痛,目眩,热病,癫狂,项强,肘臂酸痛,惊恐悲愁,消渴,疥疮。

〔手法〕杵针点叩、升降、开阖、运转、分理。

〔附注〕手太阳小肠经"络穴"。

8. 小海

〔取穴〕屈肘，当尺骨鹰嘴与肱骨内上髁之间凹陷中取穴。

〔主治〕肘臂疼痛，癫痫，目疾，耳鸣，咽喉肿痛，腹痛，中风上肢不遂，头痛目眩。

〔手法〕杵针点叩、开阖。

〔附注〕手太阳小肠经所入为"合"。

9. 肩贞

〔取穴〕腋后皱襞上1寸处取穴。

〔主治〕肩臂疼痛，瘰疬，耳鸣耳聋。

〔手法〕杵针点叩、升降、开阖、运转、分理。

10. 臑俞

〔取穴〕腋后皱襞直上，肩胛骨下缘凹陷中取穴。

〔主治〕肩臂疼痛，瘰疬。

〔手法〕杵针点叩、升降、开阖、运转、分理。

〔附注〕手足太阳、阳维脉与阳跷脉交会穴。

11. 天宗

〔取穴〕肩胛骨岗下窝的中央，与肩贞、臑俞成三角形取之。

〔主治〕肩臂疼痛，气喘，乳痈，颊颌肿痛，肘臂外后侧痛。

〔手法〕杵针点叩、升降、开阖、运转、分理。

12. 秉风

〔取穴〕肩胛上窝中，天宗穴直上处取穴。

〔主治〕肩胛疼痛，上肢酸痛。

〔手法〕杵针点叩、升降、开阖、运转、分理。

13. 肩外俞

〔取穴〕第1胸椎棘突下旁开3寸处取穴。

〔主治〕肩背疼痛，颈项强急，上肢冷痛，咳嗽，哮喘咳血，目视不明。

〔手法〕杵针点叩、升降、开阖、运转、分理。

14. 肩中俞

〔取穴〕第7颈椎棘突下旁开2寸处取穴。

〔主治〕咳嗽，气喘，肩臂疼痛，咳血，寒热，视物不明。

〔手法〕杵针点叩、升降、开阖、运转、分理。

15. 天容

〔取穴〕下颌角后，胸锁乳突肌前缘取穴。

〔主治〕耳鸣，耳聋，咽喉肿痛，颈项肿痛，暴喑不能语，瘰疬，癫狂，中风。

〔手法〕杵针点叩、升降、开阖、运转、分理。

16. 颧髎

〔取穴〕目外眦直下，颧骨下缘凹陷中取穴。

〔主治〕口眼歪斜，眼睑𥆧动，牙痛，面痛，颊肿，目赤，目黄，面赤，唇肿。

〔手法〕杵针点叩、开阖。

〔附注〕手少阳、太阳经交会穴。

17. 听宫

〔取穴〕耳屏前方，下颌骨髁状突的后缘，张口呈凹陷处取穴。

〔主治〕耳鸣，耳聋，聤耳，牙痛，失音，癫疾，痫证，面瘫，面痛。

〔手法〕杵针点叩、开阖。

〔附注〕手、足少阳与手太阳经的交会穴。

七、足太阳膀胱经

足太阳膀胱经经脉从头走足，腧穴起于睛明，止于至阴，计67个穴位，左右共计134个穴位（图2-7）。常用穴位有睛明、攒竹、曲差、玉枕、天柱、大杼、风门、肺俞、厥阴俞、心俞、督俞、膈俞、肝俞、胆俞、脾俞、胃俞、三焦俞、肾俞、气海俞、大肠俞、关元俞、小肠

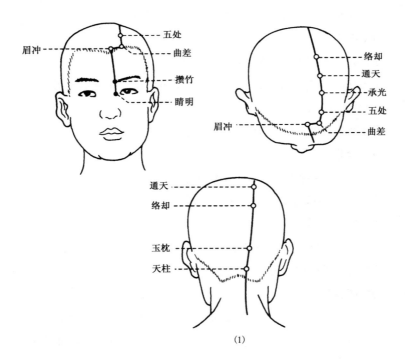

（1）

巴蜀名医遗珍系列丛书

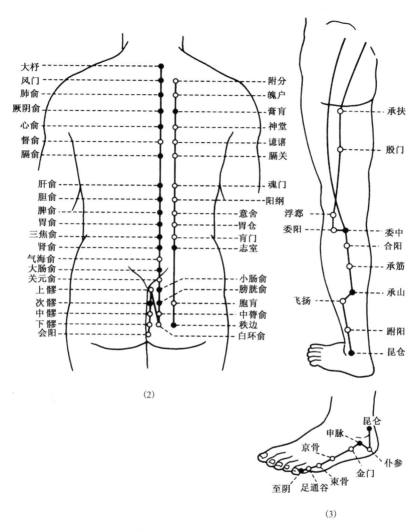

大杼
风门
肺俞
厥阴俞
心俞
督俞
膈俞
肝俞
胆俞
脾俞
胃俞
三焦俞
肾俞
气海俞
大肠俞
关元俞
上髎
次髎
中髎
下髎
会阳

附分
魄户
膏肓
神堂
譩譆
膈关
魂门
阳纲
意舍
胃仓
肓门
志室
小肠俞
膀胱俞
胞肓
中膂俞
秩边
白环俞

(2)

承扶
殷门
浮郄
委阳
委中
合阳
承筋
承山
飞扬
跗阳
昆仑

昆仑
申脉
京骨
仆参
金门
至阴
足通谷
束骨

(3)

图 2-7 足太阳膀胱经腧穴图

俞、膀胱俞、中膂俞、白环俞、上髎、次髎、中髎、下髎、会阳、承扶、殷门、委阳、委中、附分、魄户、膏肓、神堂、谚语、膈关、魂门、阳纲、意舍、胃仓、肓门、志室、秩边、合阳、承筋、承山、飞扬、跗阳、昆仑、仆参、申脉、金门、京骨、足通谷、至阴。

1. 睛明

〔取穴〕目内眦旁 0.1 寸处取穴。

〔主治〕目赤肿痛，流泪，视物不明，目眩，近视，夜盲，色盲，目翳，胬肉攀睛，内眦痒痛。

〔手法〕杵针点叩、开阖。

〔附注〕手足太阳、足阳明、阴跷、阳跷五脉交会穴。

2. 攒竹

〔取穴〕眉头凹陷中取穴。

〔主治〕头痛，口眼㖞斜，视物不清，流泪，目赤肿痛，眼睑瞤动，眉棱骨痛，眼睑下垂，近视。

〔手法〕杵针点叩、开阖。

3. 曲差

〔取穴〕神庭穴（督脉）旁开 1.5 寸，当神庭穴与头维穴连线的内 1/3 与 2/3 连接点取之。

〔主治〕头痛，鼻塞，衄衊，目视不明。

〔手法〕杵针点叩、开阖。

4. 玉枕

〔取穴〕后发际正中直上 2.5 寸，旁开 1.3 寸处取穴。

〔主治〕头项痛，目痛，鼻塞，呕吐。

〔手法〕杵针点叩、开阖。

巴蜀名医遗珍系列丛书

5. 天柱

〔取穴〕后发际正中直上 0.5 寸，旁开 1.3 寸（哑门穴旁开），斜方肌外缘凹陷中取穴。

〔主治〕头痛，项强，鼻塞，咽喉肿痛，热病，肩背部疼痛，癫、狂、痫证，目赤肿痛，急性腰扭伤，中暑。

〔手法〕杵针点叩、开阖。

6. 大杼

〔取穴〕第 1 胸椎棘突下，旁开 1.5 寸处取穴。

〔主治〕咳嗽，发热，项强，肩背痛，头痛，疟疾，喉痹。

〔手法〕杵针点叩、升降、开阖、运转、分理。

〔附注〕八会穴之一，骨会大杼；手足太阳经交会穴。

7. 风门

〔取穴〕第 2 胸椎棘突下，旁开 1.5 寸处取穴。

〔主治〕伤风，咳嗽，发热头痛，项强，胸背痛，衄血。

〔手法〕杵针点叩、升降、开阖、运转、分理。

〔附注〕足太阳经与督脉经交会穴。

8. 肺俞

〔取穴〕第 3 胸椎棘突下，旁开 1.5 寸处取穴。

〔主治〕咳嗽，气喘，吐血，骨蒸潮热，盗汗，鼻塞，肺痿，肺胀。

〔手法〕杵针点叩、升降、开阖、运转、分理。

〔附注〕肺的背俞穴。

9. 厥阴俞

〔取穴〕第 4 胸椎棘突下，旁开 1.5 寸处取穴。

〔主治〕咳嗽，心痛，胸闷，呕吐，背痛。

〔手法〕杵针点叩、升降、开阖、运转、分理。

〔附注〕心包的背俞穴。

10. 心俞

〔取穴〕第 5 胸椎棘突下，旁开 1.5 寸处取穴。

〔主治〕心痛，心悸，咳嗽，吐血，失眠，健忘，盗汗，梦遗，癫痫，癔病。

〔手法〕杵针点叩、升降、开阖、运转、分理。

〔附注〕心的背俞穴。

11. 督俞

〔取穴〕第 6 胸椎棘突下，旁开 1.5 寸处取穴。

〔主治〕心痛，胸闷，腹痛，寒热，气喘，呃逆。

〔手法〕杵针点叩、升降、开阖、运转、分理。

12. 膈俞

〔取穴〕第 7 胸椎棘突下，旁开 1.5 寸处取穴。

〔主治〕呕吐，呃逆，气喘，咳嗽，吐血，盗汗，潮热，崩漏，鼻血，尿血，便血，心痛，胸背痛。

〔手法〕杵针点叩、升降、开阖、运转、分理。

〔附注〕八会穴之一，血会膈俞。

13. 肝俞

〔取穴〕第 9 胸椎棘突下，旁开 1.5 寸处取穴。

〔主治〕黄疸，胁痛，吐血，目赤，目眩，雀目，癫、狂、痫证，脊背痛，胃脘痛，近视，远视，目翳，色弱。

〔手法〕杵针点叩、升降、开阖、运转、分理。

〔附注〕肝的背俞穴。

巴蜀名医遗珍系列丛书

14. 胆俞

〔取穴〕第 10 胸椎棘突下，旁开 1.5 寸处取穴。

〔主治〕黄疸，口苦，胁痛，肺痨，潮热，脊背痛。

〔手法〕杵针点叩、升降、开阖、运转、分理。

〔附注〕胆的背俞穴。

15. 脾俞

〔取穴〕第 11 胸椎棘突下，旁开 1.5 寸处取穴。

〔主治〕腹胀，黄疸，呕吐，泄泻，痢疾，便血，水肿，背痛，脾胃虚弱，心痛。

〔手法〕杵针点叩、升降、开阖、运转、分理。

〔附注〕脾的背俞穴。

16. 胃俞

〔取穴〕第 12 胸椎棘突下，旁开 1.5 寸处取穴。

〔主治〕胸胁痛，胃脘痛，呕吐，腹胀，肠鸣，消渴，黄疸，疟疾。

〔手法〕杵针点叩、升降、开阖、运转、分理。

〔附注〕胃的背俞穴。

17. 三焦俞

〔取穴〕第 1 腰椎棘突下，旁开 1.5 寸处取穴。

〔主治〕肠鸣，腹胀，呕吐，泄泻，痢疾，水肿，腰背项痛，小便不利。

〔手法〕杵针点叩、升降、开阖、运转、分理。

〔附注〕三焦的背俞穴。

18. 肾俞

〔取穴〕第 2 腰椎棘突下，旁开 1.5 寸处取穴。

〔主治〕遗尿，遗精，阳痿，月经不调，白带，水肿，耳鸣，耳聋，腰痛，小便不利，眩晕，慢性腹泻，疝气，中风下肢不遂，下肢痿痹不用。

〔手法〕杵针点叩、升降、开阖、运转、分理。

〔附注〕肾的背俞穴。

19. 气海俞

〔取穴〕第 3 腰椎棘突下，旁开 1.5 寸处取穴。

〔主治〕肠鸣，腹痛，腹胀，痔漏，痛经，腰痛，下肢不遂，痿痹不用。

〔手法〕杵针点叩、升降、开阖、运转、分理。

20. 大俞肠

〔取穴〕第 4 腰椎棘突下，旁开 1.5 寸处取穴。

〔主治〕腹胀，泄泻，便秘，腰痛，痢疾，肠鸣。

〔手法〕杵针点叩、升降、开阖、运转、分理。

〔附注〕大肠的背俞穴。

21. 关元俞

〔取穴〕第 5 腰椎棘突下，旁开 1.5 寸处取穴。

〔主治〕腹胀，泄泻，小便频数或不利，遗尿，腰痛，消渴。

〔手法〕杵针点叩、升降、开阖、运转、分理。

22. 小肠俞

〔取穴〕第 1 骶椎棘突下，旁开 1.5 寸处取穴。

〔主治〕腰痛，痢疾，泄泻，遗尿，尿血，痔疾，遗精，白带，腰痛。

〔手法〕杵针点叩、升降、开阖、运转、分理。

〔附注〕小肠的背俞穴。

23. 膀胱俞

〔取穴〕第 2 骶椎棘突下，旁开 1.5 寸处取穴。

〔主治〕小便不利，遗尿，泄泻，便秘，腰脊强痛。

〔手法〕杵针点叩、升降、开阖、运转、分理。

〔附注〕膀胱的背俞穴。

24. 中膂俞

〔取穴〕第 3 骶椎棘突下，旁开 1.5 寸处取穴。

〔主治〕泄泻，疝气，腰脊强痛，消渴，痢疾，下肢痿痹。

〔手法〕杵针点叩、升降、开阖、运转、分理。

25. 白环俞

〔取穴〕第 4 骶椎棘突下，旁开 1.5 寸处取穴。

〔主治〕遗尿，疝气，遗精，月经不调，白带，腰骶疼痛，下肢不遂，痹证，下肢疼痛，痿证。

〔手法〕杵针点叩、升降、开阖、运转、分理。

26. 上髎

〔取穴〕第 1 骶后孔中，约当髂后上棘下与督脉的中点取穴。

〔主治〕大小便不利，月经不调，带下，阴挺，遗精，阳痿，腰痛。

〔手法〕杵针点叩、升降、开阖、运转、分理。

27. 次髎

〔取穴〕第 2 骶后孔中，约当髂后上棘下与督脉的中点取穴。

〔主治〕疝气，月经不调，痛经，经闭，带下，小便不利，遗精，腰骶痛，下肢痿痹。

〔手法〕杵针点叩、升降、开阖、运转、分理。

28. 中髎

〔取穴〕第 3 骶后孔中，约当中膂俞与督脉之间取穴。

〔主治〕便秘，泄泻，小便不利，月经不调，带下，腰骶痛。

〔手法〕杵针点叩、升降、开阖、运转、分理。

29. 下髎

〔取穴〕第 4 骶后孔中，约在白环俞与督脉之间取穴。

〔主治〕腹痛，便秘，小便不利，带下，腰痛。

〔手法〕杵针点叩、升降、开阖、运转、分理。

30. 会阳

〔取穴〕尾骨尖旁开 0.5 寸处取穴。

〔主治〕泄泻，便血，痔疾，阳痿，带下，月经不调。

〔手法〕杵针点叩、升降、开阖、运转、分理。

31. 承扶

〔取穴〕臀横纹中央处取穴。

〔主治〕腰骶臀股部疼痛，痔疾，小便不利，痹证，中风下肢不遂。

〔手法〕杵针点叩、升降、开阖、运转、分理。

32. 殷门

〔取穴〕承扶穴与委中穴连线上，承扶穴下 6 寸处取穴。

〔主治〕腰痛，下肢痿痹，中风，下肢不遂，痹证。

〔手法〕杵针点叩、升降、开阖、运转、分理。

33. 委阳

〔取穴〕腘横纹外端，股二头肌腱内缘处取穴。

〔主治〕腰脊强痛，小腹胀满，小便不利，腿足挛痛。

〔手法〕杵针点叩、升降、开阖、运转、分理

〔附注〕三焦经"下合穴"。

34. 委中

〔取穴〕腘横纹中央处取穴。

〔主治〕腰痛，下肢痿痹，腹痛，吐泻，小便不利，丹毒，中暑，遗尿，痔疮，膝关节扭伤疼痛。

〔手法〕杵针点叩、升降、开阖、运转、分理。

〔附注〕足太阳膀胱经所入为"合"。

35. 附分

〔取穴〕第2胸椎棘突下，旁开3寸处取穴。

〔主治〕颈项强痛，肩背拘急，肘臂麻木等病证。

〔手法〕杵针点叩、升降、开阖、运转、分理。

〔附注〕手、足太阳经交会穴。

36. 魄户

〔取穴〕第3胸椎棘突下，身柱穴旁开3寸处取穴。

〔主治〕咳嗽，气喘，肺痨，颈项强痛，肩背痛。

〔手法〕杵针点叩、升降、开阖、运转、分理。

37. 膏肓

〔取穴〕第4胸椎棘突下，旁开3寸处取穴。

〔主治〕咳嗽，气喘，肺痨，健忘，遗精，失眠，肩背痛，尸厥，狂证。

〔手法〕杵针点叩、升降、开阖、运转、分理。

38. 神堂

〔取穴〕第5胸椎棘突下，旁开3寸处取穴。

〔主治〕咳嗽，气喘，胸闷，胸痛，脊背强痛。

〔手法〕杵针点叩、升降、开阖、运转、分理。

39. 譩譆

〔取穴〕第 6 胸椎棘突下，旁开 3 寸处取穴。

〔主治〕咳嗽，气喘，疟疾，热病，目眩，肩背痛。

〔手法〕杵针点叩、升降、开阖、运转、分理。

40. 膈关

〔取穴〕第 7 胸椎棘突下，旁开 3 寸处取穴。

〔主治〕饮食不下，胸闷，嗳气，呕吐，脊背强痛。

〔手法〕杵针点叩、升降、开阖、运转、分理。

41. 魂门

〔取穴〕第 9 胸椎棘突下，旁开 3 寸处取穴。

〔主治〕胸肋痛，呕吐，泄泻，背痛。

〔手法〕杵针点叩、升降、开阖、运转、分理。

42. 阳纲

〔取穴〕第 10 胸椎棘突下，旁开 3 寸处取穴。

〔主治〕肠鸣，腹痛，泄泻，黄疸，消渴等病证。

〔手法〕杵针点叩、升降、开阖、运转、分理。

43. 意舍

〔取穴〕第 11 胸椎棘突下，旁开 3 寸处取穴。

〔主治〕腹胀，肠鸣，呕吐，泄泻，消渴，背痛。

〔手法〕杵针点叩、升降、开阖、运转、分理。

44. 胃仓

〔取穴〕第 12 胸椎棘突下，旁开 3 寸处取穴。

〔主治〕胃脘痛，腹胀，肠鸣，泄泻，小儿食积，水肿，背脊痛。

巴蜀名医遗珍系列丛书

〔手法〕杵针点叩、升降、开阖、运转、分理。

45. 肓门

〔取穴〕第 1 腰椎棘突下，旁开 3 寸处取穴。

〔主治〕腹痛，便秘，痞块，乳疾。

〔手法〕杵针点叩、升降、开阖、运转、分理。

46. 志室

〔取穴〕第 2 腰椎棘突下，旁开 3 寸处取穴。

〔主治〕遗精，阳痿，小便不利，水肿，淋证，月经不调，痛经，带下，腰脊强痛。

〔手法〕杵针点叩、升降、开阖、运转、分理。

47. 秩边

〔取穴〕第 4 骶椎棘突下，腰俞穴旁开 3 寸处取穴。

〔主治〕小便不利，便秘，痔疾，腰骶痛，下肢痿痹，中风，半身不遂。

〔手法〕杵针点叩、升降、开阖、运转、分理。

48. 合阳

〔取穴〕委中穴直下 2 寸处取穴。

〔主治〕腰脊强痛，下肢痿痹，疝气，崩漏、脚转筋。

〔手法〕杵针点叩、升降、开阖、运转、分理。

49. 承筋

〔取穴〕合阳穴与承山穴连线的中点处取穴。

〔主治〕腿痛转筋，膝酸重，腰背拘急，痔疾，小便不利，衄衊。

〔手法〕杵针点叩、升降、开阖、运转、分理。

50. 承山

〔取穴〕腓肠肌两肌腹之间凹陷的顶端处。简易取穴：足尖着地，足跟离地，小腿用力伸直时，腓肠肌肌腹下出现"人"字纹，其交角处取之。

〔主治〕痔疾，脚气，便秘，腰腿拘挛疼痛，脱肛，下肢痿痹。

〔手法〕杵针点叩、升降、开阖、运转、分理。

51. 飞阳

〔取穴〕昆仑穴直上7寸，承山穴外下方处取穴。

〔主治〕头痛，目眩，衄血，痔疾，腰腿疼痛，疟疾。

〔手法〕杵针点叩、升降、开阖、运转、分理。

〔附注〕足太阳膀胱经"络穴"。

52. 跗阳

〔取穴〕昆仑穴直上3寸处取穴。

〔主治〕头痛，腰骶痛，下肢痿痹，外踝肿痛，目疾。

〔手法〕杵针点叩、升降、开阖、运转、分理。

〔附注〕阳跷脉"郄穴"。

53. 昆仑

〔取穴〕外踝高点与跟腱之间凹陷中取穴。

〔主治〕头痛，目眩，项强、鼻衄，癫痫，难产，腰骶疼痛，脚跟肿痛。

〔手法〕杵针点叩、开阖。

〔附注〕足太阳膀胱经所行为"经"。

54. 仆参

〔取穴〕昆仑穴直下，赤白肉际处取穴。

〔主治〕下肢痿痹，脚跟痛，癫痫，腰背痛。

〔手法〕杵针点叩、开阖。

55. 申脉

〔取穴〕外踝下缘凹陷中取穴。

〔主治〕头痛，目眩，癫狂，痫证，腰腿酸痛，目赤痛，失眠，健忘。

〔手法〕杵针点叩、开阖。

〔附注〕八脉交会穴之一，通阳跷脉。

56. 金门

〔取穴〕申脉穴与京骨穴连线的中点，当骰骨外侧凹陷中取穴。

〔主治〕头痛，癫痫，小儿惊风，腰痛，下肢痿痹，外踝痛。

〔手法〕杵针点叩、开阖。

〔附注〕足太阳膀胱经"郄穴"。

57. 京骨

〔取穴〕第5跖骨粗隆下，赤白肉际处取穴。

〔主治〕头痛，项强，目翳，癫痫，腰痛，心痛，衄血，目眦赤烂。

〔手法〕杵针点叩、开阖。

〔附注〕足太阳膀胱经"原穴"。

58. 束骨

〔取穴〕第5跖骨小头后缘，赤白肉际处取穴。

〔主治〕头痛，项强，目翳，癫痫，腰痛，腿痛。

〔手法〕杵针点叩、开阖。

〔附注〕足太阳膀胱经所注为"输"。

59. 足通谷

〔取穴〕第5跖趾关节前缘，赤白肉际处取穴。

〔主治〕头痛，目眩，项强，鼻衄，癫、狂、痫证。

〔手法〕杵针点叩、开阖。

〔附注〕足太阳膀胱经所溜为"荥"。

60. 至阴

〔取穴〕足小趾外侧趾甲角旁约 0.1 寸处取穴。

〔主治〕头痛，目痛，鼻塞，鼻衄，胎位不正，难产，胞衣不下。

〔手法〕杵针点叩、开阖。

〔附注〕足太阳膀胱经所出为"井"。

八、足少阴肾经

足少阴肾经经脉从足走胸，腧穴起于涌泉，止于俞府，计 27 个穴位，左右共计 54 个穴位（图 2-8）。常用穴位有涌泉、然谷、太溪、大钟、水泉、照海、复溜、交信、筑宾、阴谷、横骨、气穴。

1. 涌泉

〔取穴〕于足底（去趾）前 1/3 处，足趾跖屈时呈凹陷处取穴。

〔主治〕头痛，头昏，失眠，目眩，咽喉肿痛，失音，便秘，小便不利，小儿惊风，癫狂，昏厥，虚脱。

〔手法〕杵针点叩、开阖。

〔附注〕足少阴肾经所出为"井"。

2. 然谷

〔取穴〕足舟骨粗隆下缘凹陷中取穴。

〔主治〕月经不调，带下病，遗精，消渴，泄泻，咳血，咽喉肿痛，小便不利，小儿脐风，口噤。

〔手法〕杵针点叩、开阖。

〔附注〕足少阴肾经所溜为"荥"。

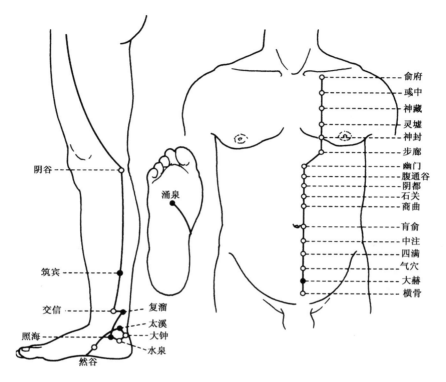

图 2-8　足少阴肾经腧穴图

3. 太溪

〔取穴〕内踝高点与跟腱之间凹陷中取穴。

〔主治〕月经不调，遗精，阳痿，小便频数，便秘，消渴，咳血，气喘，咽喉肿痛，齿痛，失眠，腰痛，耳鸣，耳聋，踝关节肿痛。

〔手法〕杵针点叩、开阖。

〔附注〕足少阴肾经所注为"输"；足少阴肾经"原穴"。

4. 大钟

〔取穴〕太溪穴下 0.5 寸稍后，跟腱内缘处取穴。

〔主治〕癃闭，遗尿，便秘，咳血，气喘，痴呆，足跟痛，腰背痛。

〔手法〕杵针点叩、开阖。

〔附注〕足少阴肾经"络穴"。

5. 水泉

〔取穴〕太溪穴直下 1 寸处取穴。

〔主治〕月经不调，痛经，阴挺，小便不利，目昏花。

〔手法〕杵针点叩、开阖。

〔附注〕足少阴肾经"郄穴"。

6. 照海

〔取穴〕内踝下缘凹陷中取穴。

〔主治〕月经不调，带下，阴挺，小便频数，癃闭，便秘，咽喉干痛，癫痫，失眠。

〔手法〕杵针点叩、开阖。

〔附注〕八脉交会穴之一，通于阴跷脉。

7. 复溜

〔取穴〕太溪穴上 2 寸处取穴。

〔主治〕水肿，腹胀，泄泻，盗汗，热病汗不出，下肢痿痹。

〔手法〕杵针点叩、升降、开阖、运转、分理。

8. 交信

〔取穴〕复溜穴前约 0.5 寸处取穴。

〔主治〕月经不调，崩漏，阴挺，疝气，泄泻，便秘。

〔手法〕杵针点叩、升降、开阖、运转、分理。

〔附注〕阴跷脉"郄穴"。

9. 筑宾

〔取穴〕太溪穴上5寸，在太溪与阴谷的连线上取穴。

〔主治〕癫狂，疝气，呕吐，小腿疼痛，脚转筋。

〔手法〕杵针点叩、升降、开阖、运转、分理。

10. 阴谷

〔取穴〕屈膝，腘窝内侧，当半腱肌腱和半膜肌腱之间取穴。

〔主治〕阳痿，疝气，崩漏，小便不利，水肿，膝腘酸痛。

〔手法〕杵针点叩、升降、开阖。

〔附注〕足少阴肾经所入为"合"。

11. 横骨

〔取穴〕脐下5寸，耻骨联合上际，前正中线旁开0.5寸取穴。

〔主治〕少腹胀痛，小便不利，遗尿，遗精，阳痿，疝气。

〔手法〕杵针点叩、升降、开阖、运转、分理。

〔附注〕足少阴肾经与冲脉交会穴。

12. 气穴

〔取穴〕脐下3寸，前正中线旁开0.5寸处取穴。

〔主治〕月经不调，经闭，崩漏，阴挺，不孕，带下，腹痛，小便不利，泄泻。

〔手法〕杵针点叩、升降、开阖、运转、分理。

〔附注〕足少阴肾经与冲脉交会穴。

九、手厥阴心包经

手厥阴心包经经脉从胸走手，腧穴起于天池，止于中冲，计9个穴位，左右共计 18 个穴位（图 2-9）。常用穴位有曲泽、郄门、间使、内关、大陵、劳宫、中冲。

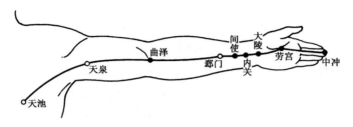

图 2-9　手厥阴心包经腧穴图

1. 曲泽

〔取穴〕肘横纹中，肱二头肌腱尺侧处，仰掌，肘部微屈取穴。

〔主治〕心痛，心悸，胃病，呕吐，泄泻，热病，善惊，转筋，烦躁，咳嗽，肘臂疼痛，上肢颤动。

〔手法〕杵针点叩、升降、开阖。

〔附注〕手厥阴心包经所入为"合"。

2. 郄门

〔取穴〕腕横纹上 5 寸，前臂内侧两筋之间，当曲泽穴与大陵穴的连线上，于掌长肌腱与腕侧腕屈肌腱之间，仰掌取穴。

〔主治〕心痛，心悸，呕血，吐血，痔疮，癫痫，胸痹，心烦。

〔手法〕杵针点叩、升降、开阖、运转、分理。

〔附注〕手厥阴心包经"郄穴"。

3. 间使

〔取穴〕腕横纹上 3 寸，前臂内侧两筋之间，仰掌取穴。

〔主治〕疟疾，心痛，心悸，胃痛，呕吐，热病，烦躁，癫、狂、

巴蜀名医遗珍系列丛书

痫证，腋肿，肘挛，臂痛。

〔手法〕杵针点叩、升降、开阖、运转、分理。

〔附注〕手厥阴心包经所行为"经"。

4. 内关

〔取穴〕腕横纹上2寸，前臂内侧两筋之间取穴。

〔主治〕心痛，心悸，胸痛，胃痛，呕吐，呃逆，失眠，癫、狂、痫证，郁证，眩晕，中风，偏瘫，哮喘，偏头痛，热病，产后血晕，肘臂挛痛。

〔手法〕杵针点叩、升降、开阖、运转、分理。

〔附注〕手厥阴心包经"络穴"；八脉交会穴之一，通阴维脉。

5. 大陵

〔取穴〕掌侧腕横纹中央两筋之间，仰掌取穴。

〔主治〕心痛，心悸，胃痛，呕吐，癫、狂、痫证，疮疡，胸胁痛，失眠，腕关节疼痛。

〔手法〕杵针点叩、开阖。

〔附注〕手厥阴心包经所注为"输"；手厥阴心包经"原穴"。

6. 劳宫

〔取穴〕第2、3掌骨之间，握拳，中指尖下是穴。

〔主治〕心痛，呕吐，癫、狂、痫证，失眠，中暑，中风昏迷，鹅掌风。

〔手法〕杵针点叩、升降、开阖。

〔附注〕手厥阴心包经所溜为"荥"。

7. 中冲

〔取穴〕中指尖端的中央取穴。

〔主治〕心烦，心痛，中暑，昏迷，热病，掌中热，小儿惊风，舌下肿痛。

〔手法〕杵针点叩、开阖。

〔附注〕手厥阴心包经所出为"井"。

十、手少阳三焦经

手少阳三焦经经脉从手走头，腧穴起于关冲，止于丝竹空，计23个穴位，左右共46个穴位（图2-10）。常用穴位有关冲、液门、中渚、阳池、外关、支沟、天井、清冷渊、臑会、肩髎、天髎、翳风、瘛脉、颅息、角孙、耳门、丝竹空。

1. 关冲

〔取穴〕第4指尺侧指甲角旁约0.1寸处取穴

〔主治〕头痛，目赤，耳鸣，耳聋，咽喉肿痛，热病，心烦，昏迷，中暑，舌强。

〔手法〕杵针点叩、开阖。

〔附注〕手少阳经所出为"井"。

2. 液门

〔取穴〕握拳，第4、5指之间，指掌关节前凹陷中取穴。

〔主治〕头痛，目赤，耳鸣，耳聋，咽喉肿痛，疟疾，手背疼痛。

〔手法〕杵针点叩、升降、开阖。

〔附注〕手少阳三焦经所溜为"荥"。

3. 中渚

〔取穴〕握拳，第4、5掌骨小头后缘之间凹陷中，液门穴后1寸处取穴。

巴蜀名医遗珍系列丛书

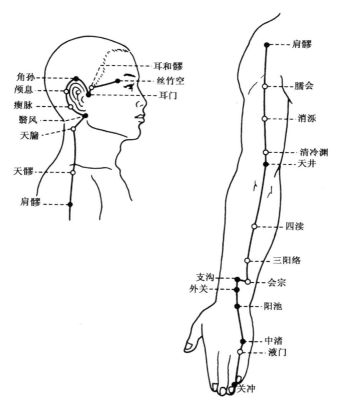

图 2-10　手少阳三焦经腧穴图

〔主治〕头痛，目赤，耳鸣，耳聋，咽喉肿痛，热病，落枕，疟疾，眩晕，肩背肘臂酸痛，手指不能屈伸、麻木。

〔手法〕杵针点叩、升降、开阖。

〔附注〕手少阳三焦经所注为"输"。

4. 阳池

〔取穴〕腕背横纹中，指伸肌腱尺侧缘凹陷中，伏掌取穴。

〔主治〕目赤肿痛，耳鸣耳聋，咽喉肿痛，疟疾，腕痛，消渴，肩臂痛。

〔手法〕杵针点叩、升降、开阖。

〔附注〕手少阳三焦经"原穴"。

5. 外关

〔取穴〕腕背横上2寸，桡骨与尺骨之间取穴。

〔主治〕热病，头痛，目赤肿痛，耳鸣耳聋，瘰疬，胁肋痛，腹痛，腹胀，鼻衄，颊痛，肩臂痛，上肢不遂，痿证，手指疼痛，手颤抖。

〔手法〕杵针点叩、升降、开阖、运转、分理。

〔附注〕手少阳三焦经"络穴"；八脉交会穴之一，通于阳维脉。

6. 支沟

〔取穴〕腕背横纹上3寸，桡骨与尺骨之间取穴。

〔主治〕耳鸣耳聋，暴喑，瘰疬，胁肋痛，便秘，热病，肩背酸痛，呕吐。

〔手法〕杵针点叩、升降、开阖、运转、分理。

〔附注〕手少阳三焦经所行为"经"。

7. 天井

〔取穴〕屈肘，尺骨鹰嘴上1寸许凹陷之中，屈肘取穴。

〔主治〕偏头痛，耳鸣耳聋，瘰疬，癫痫，肘关节痛，胁肋、颈项、肩臂痛，瘿气，中风上肢不遂，痿证上肢无用。

〔手法〕杵针点叩、升降、开阖。

〔附注〕手少阳三焦经所入为"合"。

8. 清冷渊

〔取穴〕天井上 1 寸，屈肘取穴。

〔主治〕头痛，目黄，肩臂痛不能举，肘关节疼痛。

〔手法〕杵针点叩、升降、开阖。

9. 臑会

〔取穴〕在尺骨鹰嘴与肩髎穴的连线上，肩髎穴直下 3 寸，在三角肌后缘取穴。

〔主治〕瘿气，瘰疬，目疾，肩臂痛，肩肿痛，上肢痿痹不用。

〔手法〕杵针点叩、升降、开阖、运转、分理。

10. 肩髎

〔取穴〕肩峰后外下方，上臂外展平举，当肩髃穴后寸许之凹陷中取穴。

〔主治〕臂痛，关节疼痛，五十肩。

〔手法〕杵针点叩、升降、开阖、运转、分理。

11. 天牖

〔取穴〕乳突后下方，胸锁乳突肌后缘，在天容穴与天柱穴的平行线上取穴。

〔主治〕头痛，目赤肿痛，耳鸣耳聋，项强，瘰疬，面肿。

〔手法〕杵针点叩、升降、开阖。

12. 翳风

〔取穴〕乳突前下方，平耳垂后下缘的凹陷中。

〔主治〕耳鸣耳聋，口眼㖞斜，牙关紧闭，齿痛，颊肿，瘰疬，痄腮，偏头痛。

〔手法〕杵针点叩、开阖。

〔附注〕手足少阳经交会穴。

13. 瘈脉

〔取穴〕在乳突中央，当翳风穴与角孙穴沿耳翼连线的下 1/3 折点处取穴。

〔主治〕头痛，耳聋，耳鸣，小儿惊痫，呕吐，泻痢。

〔手法〕杵针点刺、开阖。

14. 颅息

〔取穴〕耳后，当翳风穴与角孙穴沿耳翼连线的上 1/3 折点处取穴。

〔主治〕头痛，耳鸣，耳痛，小儿惊痫，呕吐涎沫。

〔手法〕杵针点叩、开阖。

15. 角孙

〔取穴〕折耳，在耳尖近端，颞颥部入发际处取穴。

〔主治〕颊肿，目翳，齿痛，项强，唇燥，颈项强痛，头痛。

〔手法〕杵针点叩、开阖。

〔附注〕手足少阳经、手阳明经交会穴。

16. 耳门

〔取穴〕耳屏上切迹前方，下颌骨髁状突后缘凹陷中，张口取穴。

〔主治〕耳鸣，耳聋，聤耳，齿痛，下颌关节痛，面痛，面肿。

〔手法〕杵针点叩、开阖。

17. 丝竹空

〔取穴〕在眉毛外端凹陷处取穴。

〔主治〕头痛，目眩，目赤肿痛，眼睑瞤动，齿痛，癫、狂、痫证。

〔手法〕杵针点叩、开阖。

巴蜀名医遗珍系列丛书

十一、足少阳胆经

足少阳胆经经脉从头走足，腧穴起于瞳子髎，止于足窍阴，计44个穴位，左右共88个穴位（图2-11）。常用穴位有瞳子髎、听会、上关、悬颅、悬厘、曲鬓、率谷、头窍阴、完骨、本神、阳白、头临泣、脑空、风池、肩井、渊腋、日月、京门、带脉、五枢、维道、环跳、风

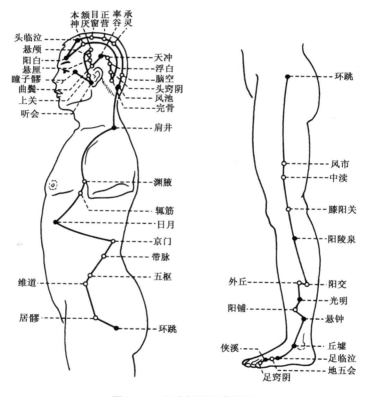

图2-11 足少阳胆经腧穴图

市、中渎、膝阳关、阳陵泉、阳交、外丘、光明、阳辅、悬钟、丘墟、足临泣、地五会、侠溪、足窍阴。

1. 瞳子髎

〔取穴〕目外眦旁 0.5 寸，眶骨外缘凹陷中取穴。

〔主治〕头痛，目赤肿痛，目翳，青盲，面痛，面瘫。

〔手法〕杵针点叩、开阖。

〔附注〕手太阳经、手足少阳经交会穴。

2. 听会

〔取穴〕耳屏间切迹前，下颌骨髁状突的后缘，张口有孔取穴。

〔主治〕耳鸣，耳聋，齿痛，口渴，面瘫，疟腮等病证。

〔手法〕杵针点叩、开阖。

3. 上关

〔取穴〕耳前颧骨弓上缘，当下关穴（足阳明胃经）直上方凹陷处取穴。

〔主治〕偏头痛，耳鸣，耳聋，口眼㖞斜，齿痛，口噤，瘈疭。

〔手法〕杵针点叩、开阖。

〔附注〕手足少阳经、足阳明经交会穴。

4. 悬颅

〔取穴〕头维穴与曲鬓穴弧形连线的中点取穴。

〔主治〕偏头痛，目赤肿痛，耳鸣。

〔手法〕杵针点叩、开阖。

5. 悬厘

〔取穴〕在鬓角上际，当悬颅穴与曲鬓穴之中点处取穴。

〔主治〕偏头痛，面肿，目赤肿痛，耳鸣，痛证。

〔手法〕杵针点叩、开阖。

〔附注〕手足少阳经、足阳明经交会穴。

6. 曲鬓

〔取穴〕耳前上方入鬓发内，约当角孙穴（手少阳三焦经）前一横指处取穴。

〔主治〕偏头痛，牙关紧闭，暴喑，面肿。

〔手法〕杵针点叩、开阖。

〔附注〕足少阳经与足太阳经交会穴。

7. 率谷

〔取穴〕耳尖直上，入发际 1.5 寸处取穴。

〔主治〕偏头痛，眩晕，小儿急、慢惊风，呕吐，中风半身不遂。

〔手法〕杵针点叩、开阖。

〔附注〕足少阳经与足太阳经交会穴。

8. 头窍阴

〔取穴〕浮白穴直上，乳突根部取穴。

〔主治〕头痛，耳鸣，耳聋。

〔手法〕杵针点叩、开阖。

〔附注〕足少阳经与足太阳经交会穴。

9. 完骨

〔取穴〕乳突后下方凹陷中取穴。

〔主治〕头痛，颈项强痛，齿痛，口眼㖞斜，疟疾，癫痫。

〔手法〕杵针点叩、开阖。

〔附注〕足少阳与足太阳经交会穴。

10. 本神

〔取穴〕在前发际内 0.5 寸，神庭穴（督脉）旁开 3 寸处取穴。

〔主治〕头痛，目眩，癫痫，小儿惊风。

〔手法〕杵针点叩、开阖。

〔附注〕足少阳经与阳维脉交会穴。

11. 阳白

〔取穴〕在前额，眉毛中点，正对瞳孔上 1 寸处取穴。

〔主治〕头痛，目痛，视物模糊，眼睑瞤动，眼睑下垂，面瘫，目不能闭。

〔手法〕杵针点叩、开阖。

〔附注〕足少阳经与阳维脉交会穴。

12. 头临泣

〔取穴〕阳白穴直上，入发际 0.5 寸处取穴。

〔主治〕头痛，目眩，流泪，鼻塞，小儿惊风，热病。

〔手法〕杵针点叩、开阖。

〔附注〕足少阳经与阳维脉交会穴。

13. 脑空

〔取穴〕风池穴直上 1.5 寸处取穴。

〔主治〕头痛，目眩，颈项强痛，惊悸，热病。

〔手法〕杵针点叩、开阖。

〔附注〕足少阳经与阳维脉交会穴。

14. 风池

〔取穴〕在项后，胸锁乳突肌与斜方肌之间凹陷中，平风府穴处取穴。

〔主治〕头痛，眩晕，目赤肿痛，鼻渊，衄衄，耳鸣，耳聋，颈项强痛，感冒，癫痫，中风，热病，疟疾，失眠，半身不遂，落枕。

〔手法〕杵针点叩、开阖。

〔附注〕足少阳经与阳维脉交会穴。

15. 肩井

〔取穴〕在肩上，当大椎穴（督脉）与肩峰连线的中点取穴。

〔主治〕头项强痛，肩背疼痛，上肢不遂，乳汁不下，瘰疬。

〔手法〕杵针点叩、升降、开阖。

〔附注〕手足少阳经与阳维脉交会穴。

16. 渊腋

〔取穴〕侧卧，举臂，腋中线上，第 4 肋间隙取穴。

〔主治〕胸胁疼痛，腋痛，臂痛不举。

〔手法〕杵针点叩、开阖。

17. 日月

〔取穴〕乳头下方，锁骨中线上，第 7 肋间隙处取穴。

〔主治〕呕吐，吞酸，胁肋疼痛，呃逆，黄疸。

〔手法〕杵针点叩、开阖。

〔附注〕足少阳胆经"募穴"；足少阳经、足太阴经交会穴。

18. 京门

〔取穴〕第 12 肋端取穴。

〔主治〕小便不利，水肿，腰痛，腹胀，泄泻。

〔手法〕杵针点叩、升降、开阖、运转、分理。

〔附注〕足少阴肾经"募穴"。

19. 带脉

〔取穴〕侧卧，第 11 肋端，直下平脐处取穴。

〔主治〕月经不调，腹痛，经闭，带下，疝气，腰胁痛。

〔手法〕杵针点叩、升降、开阖。

〔附注〕足少阳经与带脉交会穴。

20. 五枢

〔取穴〕侧卧，在腹侧髂前上棘之前 0.5 寸，约平脐下 3 寸关元处取穴。

〔主治〕腹痛，疝气，带下，便秘，阴挺。

〔手法〕杵针点叩、升降、开阖、运转、分理。

〔附注〕足少阳经与带脉交会穴。

21. 维道

〔取穴〕五枢穴前下 0.5 寸处取穴。

〔主治〕腰胯痛，疝气，带下，阴挺。

〔手法〕杵针点叩、升降、开阖、运转、分理。

〔附注〕足少阳经与带脉交会穴。

22. 环跳

〔取穴〕股骨大转子最高点与骶管裂孔连线的外 1/3 与内 2/3 交界处取穴。

〔主治〕下肢痿痹，腰痛，半身不遂，风疹。

〔手法〕杵针点叩、升降、开阖、运转、分理。

〔附注〕足少阳经、足太阳经交会穴。

25. 风市

〔取穴〕大腿外侧正中，腘横纹水平线上 7 寸处。简易取穴法：直立垂手时中指尖尽处是穴。

〔主治〕下肢痿痹，遍身瘙痒，脚气。

〔手法〕杵针点叩、升降、开阖、运转、分理。

24. 中渎

〔取穴〕风市穴下 2 寸处取穴。

〔主治〕下肢痿痹，半身不遂。

〔手法〕杵针点叩、升降、开阖、运转、分理。

25. 膝阳关

〔取穴〕阳陵泉穴上 3 寸，股骨外上髁上方的凹陷中取穴。

〔主治〕膝腘肿痛，挛急，小腿麻木。

〔手法〕杵针点叩、升降、开阖。

26. 阳陵泉

〔取穴〕腓骨小头前下方凹陷中取穴。

〔主治〕胁痛，呕吐，口苦，下肢痿痹，脚气，黄疸，小儿惊风，胆道蛔虫症，胆石症，偏头痛，全身关节痛。

〔手法〕杵针点叩、升降、开阖、运转、分理。

〔附注〕足少阳胆经所入为"合"；八会穴之一，筋会阳陵泉。

27. 阳交

〔取穴〕外踝高点上 7 寸，腓骨后缘处取穴。

〔主治〕胸胁胀满疼痛，下肢痿痹，癫狂，喑不能言。

〔手法〕杵针点叩、升降、开阖、运转、分理。

〔附注〕阳维脉的"郄穴"。

28. 外丘

〔取穴〕外踝高点上 7 寸，腓骨前缘处取穴。

〔主治〕胸胁胀满疼痛，下肢痿痹，癫狂。

〔手法〕杵针点叩、升降、开阖、运转、分理。

〔附注〕足少阳胆经"郄穴"。

29. 光明

〔取穴〕外踝高点上 5 寸，腓骨前缘处取穴。

〔主治〕目痛，夜盲，下肢痿痹，乳房胀痛，目翳，近视，远视。

〔手法〕杵针点叩、升降、开阖、运转、分理。

〔附注〕足少阳胆经"络穴"。

30. 阳辅

〔取穴〕外踝高点上 4 寸，腓骨前缘稍前处取穴。

〔主治〕偏头痛，目外眦痛，瘰疬，腋下肿痛，咽喉肿痛，胁肋胀痛，下肢痿痹，腰痛，脚气。

〔手法〕杵针点叩、升降、开阖、运转、分理。

〔附注〕足少阳胆经所行为"经"。

31. 悬钟（绝骨）

〔取穴〕外踝高点上 3 寸，腓骨前缘处取穴。

〔主治〕项强，胁肋胀痛，下肢痿痹，咽喉肿痛，脚气，痔疾，疟疾，癫痫，偏头痛，落枕，踝关节肿痛，解颅，痴呆。

〔手法〕杵针点叩、升降、开阖、运转、分理。

〔附注〕八会穴之一，髓会绝骨。

32. 丘墟

〔取穴〕外踝前下方，趾长伸肌腱外侧凹陷处取穴。

〔主治〕胸胁胀痛，下肢痿痹，踝关节肿痛，黄疸，踝扭伤，疟疾。

〔手法〕杵针点叩、开阖。

巴蜀名医遗珍系列丛书

〔附注〕足少阳胆经"原穴"。

33. 足临泣

〔取穴〕在第4、5跖骨结合部前方，小趾伸肌腱外侧凹陷中取穴。

〔主治〕目赤肿痛，胁肋疼痛，月经不调，乳痈，瘰疬，足跗疼痛，头痛，遗尿。

〔手法〕杵针点叩、开阖。

〔附注〕足少阳胆经所注为"输"；八脉交会穴之一，通于带脉。

34. 地五会

〔取穴〕在第4、5跖骨中间，当小趾伸肌腱内侧缘处取穴。

〔主治〕头痛，耳鸣，耳聋，胁痛，腋下肿，足背肿痛。

〔手法〕杵针点叩、开阖。

35. 侠溪

〔取穴〕足背，第4、5跖骨间缝纹端处取穴。

〔主治〕头痛，疟腮，耳鸣耳聋，目疾，胁肋疼痛，乳痈肿溃，经闭，足背肿痛。

〔手法〕杵针点叩、开阖。

〔附注〕足少阳胆经所溜为"荥"。

36. 足窍阴

〔取穴〕第4趾外侧趾甲角旁约0.1寸处取穴。

〔主治〕头痛，目赤肿痛，耳鸣耳聋，咽喉肿痛，热病，失眠，胁痛，咳逆，月经不调。

〔手法〕杵针点刺、开阖。

〔附注〕足少阳胆经所出为"井"。

十二、足厥阴肝经

足厥阴肝经经脉从足走腹，腧穴起于大敦，止于期门，计 14 个穴位，左右共计 28 个穴位（图 2–12）。常用穴位有大敦、行间、太冲、中封、蠡沟、中都、膝关、曲泉、阴包、急脉、章门、期门。

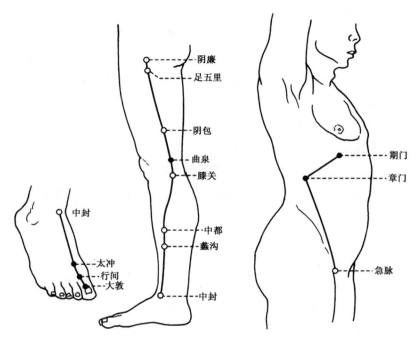

图 2–12　足厥阴肝经腧穴图

1. 大敦

〔取穴〕蹞趾外侧趾甲角旁约 0.1 寸处取穴。

〔主治〕疝气，遗尿，经闭，崩漏，阴挺，癫痫，晕厥，阴肿。

巴蜀名医遗珍系列丛书

〔手法〕杵针点叩、开阖。

〔附注〕足厥阴肝经所出为"井"。

2. 行间

〔取穴〕足背第1、2趾间缝纹端处取穴。

〔主治〕头痛，目眩，目赤肿痛，青盲，口喝，胁痛，疝气，小便不利，崩漏，癫痫，月经不调，痛经，带下，中风。

〔手法〕杵针点叩、开阖。

〔附注〕足厥阴肝经所溜为"荥"。

3. 太冲

〔取穴〕足背第1、2跖骨结合部之前凹陷中取穴。

〔主治〕头痛，眩晕，目赤肿痛，口喝，胁痛，遗尿，疝气，崩漏，月经不调，癫痫，呃逆，呕吐，小儿惊风，下肢痿痹。

〔手法〕杵针点叩、开阖。

〔附注〕足厥阴肝经所注为"输"；足厥阴肝经"原穴"。

4. 中封

〔取穴〕内踝前1寸，胫骨前肌腱内侧缘凹陷中取穴。

〔主治〕疝气，遗精，小便不利，腹痛，踝关节肿痛。

〔手法〕杵针点叩、开阖。

〔附注〕足厥阴肝经所行为"经"。

5. 蠡沟

〔取穴〕内踝高点上5寸，胫骨内侧面的中央处取穴。

〔主治〕小便不利，遗尿，月经不调，带下，下肢痿痹，遍身瘙痒。

〔手法〕杵针点叩、升降、开阖、运转、分理。

〔附注〕足厥阴肝经"络穴"。

6. 中都

〔取穴〕内踝高点上 7 寸，胫骨内侧面的中央处取穴。

〔主治〕疝气，崩漏，腹痛，泄泻，恶露不尽。

〔手法〕杵针点叩、升降、开阖、运转、分理。

〔附注〕足厥阴肝经"郄穴"。

7. 膝关

〔取穴〕正坐屈膝，于胫骨内侧髁后下方，阴陵泉穴（足太阴脾经）后 1 寸处取穴。

〔主治〕膝部肿痛，下肢痿痹，咽喉疼痛。

〔手法〕杵针点叩、开阖。

8. 曲泉

〔取穴〕屈膝，当膝内侧横纹头上方凹陷中取穴。

〔主治〕阴挺，小便不利，阴痒，月经不调，遗精，腹痛，疝气，膝痛，带下，痛经。

〔手法〕杵针点叩、开阖。

〔附注〕足厥阴肝经所入为"合"。

9. 阴包

〔取穴〕股骨内上髁上 4 寸，缝匠肌后缘处取穴。

〔主治〕遗尿，小便不利，腹痛，月经不调，腰骶疼痛，下肢痿痹，中风下肢不遂。

〔手法〕杵针点叩、开阖。

10. 急脉

〔取穴〕耻骨联合下旁开 2.5 寸，当气冲穴外下方的腹股沟处取穴。

〔主治〕小腹痛，疝气，阴挺。

巴蜀名医遗珍系列丛书

〔手法〕杵针点叩、开阖。

11. 章门

〔取穴〕第 11 肋端处取穴。

〔主治〕腹胀，泄泻，胁痛，痞块，晕厥。

〔手法〕杵针点叩、升降、开阖、运转、分理。

〔附注〕足太阴脾经"募穴"；八会穴之一，脏会章门；足厥阴肝经与足少阳胆经交会穴。

12. 期门

〔取穴〕乳头直上，第 6 肋间隙处取穴。

〔主治〕胸胁胀痛，腹胀，呕吐，乳痈。

〔手法〕杵针点叩、升降、开阖、运转、分理。

〔附注〕足厥阴肝经"募穴"；足厥阴经、足太阴经与阴维脉交会穴。

第二节　督脉、任脉常用腧穴

一、督脉

督脉经脉体表循行于背部、颈部、头部、额部、面部正中线，起于尾闾部的长强穴，止于印堂穴，共计 29 个单穴（图 2-13）。常用穴位有长强、腰俞、腰阳关、命门、悬枢、脊中、中枢、筋缩、至阳、灵台、神道、身柱、陶道、大椎、哑门、风府、脑户、强间、后顶、百会、前顶、囟会、上星、神庭、素髎、水沟、兑端、印堂。

1. 长强

〔取穴〕跪伏或胸膝位，于尾骨尖端下 0.5 寸，约当尾骨尖端与肛门的中点取穴。

〔主治〕泄泻，便秘，便血，痔疾，脱肛，癫、狂、痫证，痢疾，瘈疭，脊强反折。

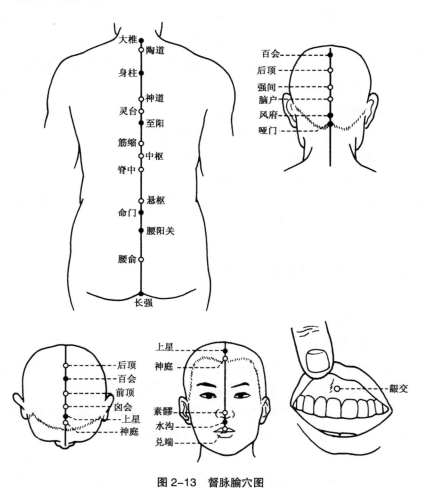

图 2-13 督脉腧穴图

巴蜀名医遗珍系列丛书

〔手法〕杵针点叩、开阖。

〔附注〕督脉与足少阳经、足少阴经交会穴；督脉"络穴"。

2. 腰俞

〔取穴〕当骶管裂孔处，第4骶椎棘突下方凹陷中，俯卧或侧卧取穴。

〔主治〕月经不调，痔疾，腹泻，便秘，脱肛，便血，癫痫，淋浊，赤白带下，腰背强痛，下肢痿痹。

〔手法〕杵针点叩、升降、开阖、运转、分理。

3. 腰阳关

〔取穴〕第4腰椎棘突下凹陷处，约与髂嵴相平，俯卧取穴。

〔主治〕月经不调，遗精，阳痿，赤白带下，便血，腰骶痛，下肢痿痹，中风下肢不遂。

〔手法〕杵针点叩、升降、开阖、运转、分理。

4. 命门

〔取穴〕后正中线，第2腰椎棘突下凹陷中，俯卧取穴。

〔主治〕阳痿，遗精，赤白带下，月经不调，流产，遗尿，尿频，泄泻，头昏耳鸣，癫痫，惊恐，手足逆冷，下肢痿痹，中风下肢不遂。

〔手法〕杵针点叩、升降、开阖、运转、分理。

5. 悬枢

〔取穴〕后正中线，第1腰椎棘突下凹陷中，俯卧取穴。

〔主治〕泄泻，痢疾，腹胀，腹痛，完谷不化，腰脊强痛，下肢痿痹。

〔手法〕杵针点叩、升降、开阖、运转、分理。

6. 脊中

〔取穴〕后正中线，第11胸椎棘突下凹陷中，俯卧取穴。

〔主治〕泄泻，黄疸，痔疾，脱肛，便血，癫痫，小儿疳积，腰脊强痛，下肢痿痹。

〔手法〕杵针点叩、升降、开阖、运转、分理。

7. 中枢

〔取穴〕后正中线，第10胸椎棘突下凹陷中，俯卧取穴或俯伏取穴。

〔主治〕黄疸，呕吐，腹胀满，胃痛，食欲不振，腰脊强痛。

〔手法〕杵针点叩、升降、开阖、运转、分理。

8. 筋缩

〔取穴〕后正中线，第9胸椎棘突下凹陷中，俯卧或俯伏取穴。

〔主治〕胃痛，黄疸，癫狂，惊痫，抽搐，眩晕，脊强，背痛，四肢不收，筋挛拘急。

〔手法〕杵针点叩、升降、开阖、运转、分理。

9. 至阳

〔取穴〕后正中线，第7胸椎棘突下凹陷处，俯卧或俯伏取穴。

〔主治〕黄疸，胸胁胀满，咳喘，脊强，背痛，腹痛，身热。

〔手法〕杵针点叩、升降、开阖、运转、分理。

10. 灵台

〔取穴〕后正中线，第6胸椎棘突下凹陷处，俯卧或俯伏取穴。

〔主治〕咳嗽气紧，项强，脊痛，身热，疔疮。

〔手法〕杵针点叩、升降、开阖、运转、分理。

巴蜀名医遗珍系列丛书

11. 神道

〔取穴〕后正中线，第5胸椎棘定下凹陷中，俯卧或俯伏取穴。

〔主治〕心悸，健忘，咳嗽，气喘，癫、狂、痫证，失眠，中风不语，瘛疭，腰脊强，肩背痛。

〔手法〕杵针点叩、升降、开阖、运转、分理。

12. 身柱

〔取穴〕后正中线，第3胸椎棘突下凹陷中，俯卧或俯伏取穴。

〔主治〕咳嗽，气喘，惊悸，失眠，健忘，痫证，脊背强痛，惊厥，癫狂，疔疮发背，身热，头痛。

〔手法〕杵针点叩、升降、运转、开阖、分理。

13. 陶道

〔取穴〕后正中线，第1胸椎棘突下凹陷中，俯卧或俯伏取穴。

〔主治〕头痛，疟疾，热病，脊强，癫狂，项强，咳嗽，气喘，骨蒸潮热，胸痛，角弓反张。

〔手法〕杵针点叩、升降、开阖、运转、分理。

〔附注〕督脉与足太阳经交会穴。

14. 大椎

〔取穴〕第7颈椎棘突下凹陷中，俯伏或正坐低头取穴。

〔主治〕热病，疟疾，咳嗽，气喘，骨蒸盗汗，癫痫，头痛项强，风疹，肩背痛，腰脊强，角弓反张，小儿惊风，五劳虚损，七伤乏力，中暑，霍乱，呕吐，黄疸。

〔手法〕杵针点叩、升降、开阖、运转、分理。

〔附注〕手三阳经与督脉交会穴。

15. 哑门

〔取穴〕后正中线，入发际上 0.5 寸之凹陷中，正坐，头稍前倾取穴。

〔主治〕暴喑，舌强不语，癫、狂、痫证，头痛项强，中风，癔病，衄血，重舌。

〔手法〕杵针点叩、开阖。

〔附注〕督脉与阳维脉交会穴。

16. 风府

〔取穴〕正坐，头微前倾，于后正中线上，后发际直上 1 寸处取穴。

〔主治〕癫、狂、痫证，癔病，中风不语，悲恐惊悸，半身不遂，眩晕，头痛，颈项强痛，咽喉肿痛，目痛，鼻衄，失音。

〔手法〕杵针点叩、开阖。

〔附注〕督脉与阳维脉交会穴。

17. 脑户

〔取穴〕风府穴直上 1.5 寸，枕骨粗隆之凹陷处取穴。

〔主治〕头重，头痛，面赤，目黄，眩晕，面痛，音哑，项强，癫、狂、痫证，舌本出血，瘿瘤。

〔手法〕杵针点叩、开阖。

18. 强间

〔取穴〕后发际中点上 4 寸，或当风府穴与百会穴连线的中点，正坐或俯伏取穴。

〔手法〕杵针点叩、开阖。

19. 后顶

〔取穴〕后发际中点上 5.5 寸处，或当前、后发际连线中点向后 0.5

寸，正坐或俯伏取穴。

〔主治〕头痛，眩晕，项强，癫、狂、痫证，心烦，失眠。

〔手法〕杵针点叩、开阖。

20. 百会

〔取穴〕后发际中点上 7 寸处，或于头部中线与两耳尖连线的交点处取穴。

〔主治〕头痛，眩晕，中风失语，癫、狂、痫证，虚脱，惊悸，健忘，癔病，惊风，耳鸣，鼻塞，鼻衄，脱肛，痔疾，阴挺，泄泻。

〔手法〕杵针点叩、开阖、升降、运转、分理。

〔附注〕督脉与足太阳经交会穴。

21. 前顶

〔取穴〕在头部中线入前发际 3.5 寸，正坐或仰靠取穴。

〔主治〕癫痫，头晕，目眩，头顶痛，鼻渊，目赤肿痛，小儿惊风。

〔手法〕杵针点叩、开阖。

22. 囟会

〔取穴〕头部中线入前发际 2 寸处，正坐或仰靠取穴。

〔主治〕头痛，目眩，面赤暴肿，鼻渊，鼻衄，鼻痔，癫疾，头昏，嗜睡，小儿惊风。

〔手法〕杵针点叩、开阖。

23. 上星

〔取穴〕头部正中，前发际上 1 寸，正坐或仰靠取穴。

〔主治〕鼻衄，头痛，眩晕，目赤肿痛，迎风流泪，面部赤肿，鼻渊，鼻痔，鼻痈，痫证，小儿惊风，疟疾，热病。

〔手法〕杵针点叩、开阖。

24. 神庭

〔取穴〕头部中线入前发际 0.5 寸处取穴。

〔主治〕头痛，眩晕，目赤肿痛，泪出，目翳，雀目，鼻渊，鼻衄，癫狂，痫证，角弓反张。

〔手法〕杵针点叩、开阖。

〔附注〕督脉与足太阳经、足阳明经交会穴。

25. 素髎

〔取穴〕鼻尖处，正坐仰靠或正卧取穴。

〔主治〕昏迷，鼻塞，鼻衄，鼻流清涕，鼻中息肉，鼻渊，酒渣鼻，惊厥，脱肛，新生儿窒息。

〔手法〕杵针点叩、开阖。

26. 水沟（人中）

〔取穴〕在人中沟的上 1/3 与中 1/3 交点处，仰靠或仰卧取穴。

〔主治〕昏迷，中暑，癫、狂、痫证，急惊，慢惊，鼻塞，鼻衄，风水面肿，㖞僻，齿痛，牙关紧闭，黄疸，消渴，霍乱，瘟疫，脊膂强痛，挫闪腰疼。

〔手法〕杵针点叩、开阖。

〔附注〕督脉与手足阳明经交会穴。

27. 兑端

〔取穴〕人中沟下端之红唇与皮肤相接处，正坐仰靠取穴。

〔主治〕昏迷，晕厥，癫狂，癔病，口㖞唇动，消渴嗜饮，齿痛，口噤，鼻塞。

〔手法〕杵针点叩、开阖。

巴蜀名医遗珍系列丛书

28. 印堂

〔取穴〕两眉头连线的中点，对准鼻尖取穴。

〔主治〕头暴痛，红眼病，鼻衄，鼻渊，中暑，小儿高热抽风，妇人产后血晕，失眠，面痛，眩晕，感冒。

〔手法〕杵针点叩、开阖。

二、任脉

任脉经脉从下阴部向上行至颜面部，行于人体前面正中。腧穴起于会阴，上止于承浆，共计 24 个单穴（图 2-14）。常用穴位有曲骨、中极、关元、石门、气海、阴交、神阙、水分、下脘、建里、中脘、上脘、巨阙、鸠尾、中庭、膻中、玉堂、紫宫、华盖、璇玑、天突、廉泉、承浆。

1. 曲骨

〔取穴〕耻骨联合上缘中点处取穴。

〔主治〕小便不利，遗尿，遗精，阳痿，月经不调，带下，小腹痛，痛经，阴囊湿痒，疝气。

〔手法〕杵针点叩、开阖。

〔附注〕任脉与足厥阴经交会穴。

2. 中极

〔取穴〕前正中线上，脐下 4 寸处取穴。

〔主治〕遗尿，小便不利，疝气，遗精，阳痿，月经不调，崩漏带下，阴挺，不孕，小腹疼痛，阴痒，痛经，奔豚气，产后恶露不止，胞衣不下，水肿。

〔手法〕杵针点叩、开阖。

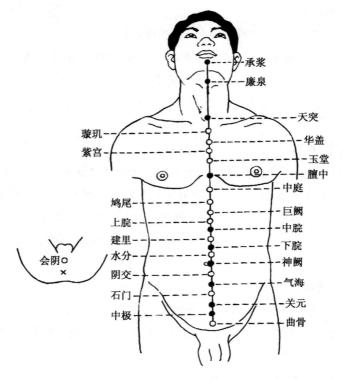

图 2-14　任脉腧穴图

〔附注〕任脉与足三阴经交会穴，足太阳膀胱经"募穴"。

3. 关元

〔取穴〕前正中线上，脐下 3 寸处取穴。

〔主治〕中风脱证，不省人事，虚劳冷惫，羸瘦无力，少腹疼痛，霍乱吐泻，痢疾，脱肛，疝气，奔豚气，便血，尿血，小便不利，尿频，尿闭，遗精，白浊，阳痿，早泄，月经不调，经闭，经痛，赤白带下，阴挺，崩漏，阴门瘙痒，恶露不止，胞衣不下，消渴，眩晕等病证。

〔手法〕杵针点叩、升降、开阖、运转、分理。

〔附注〕任脉与足三阴经交会穴；手太阳小肠经"募穴"。

4. 石门

〔取穴〕前正中线上，脐下 2 寸处取穴。

〔主治〕腹胀，泻痢，绕脐疼痛，奔豚气，疝气，水肿，小便不利，遗精，阳痿，经闭，带下，崩漏，产后恶露不止。

〔手法〕杵针点叩、升降、开阖、运转、分理。

〔附注〕手少阳三焦经"募穴"。

5. 气海

〔取穴〕前正中线，脐下 1.5 寸处取穴。

〔主治〕绕脐腹痛，水肿，鼓胀，脘腹胀满，水谷不化，大便不通，泻痢不禁，癃闭，淋证，遗尿，遗精，阳痿，疝气，奔豚气，月经不调，痛经，经闭，崩漏，带下，阴挺，产后恶露不止，胞衣不下，脏气虚惫，虚脱，形体羸瘦，四肢乏力。

〔手法〕杵针点叩、升降、开阖、运转、分理。

6. 阴交

〔取穴〕前正中线，脐下 1 寸处取穴。

〔主治〕绕脐冷痛，腹满水肿，泄泻，疝气，阴痒，小便不利，奔豚气，血崩，带下，产后恶露不止，腰膝拘挛。

〔手法〕杵针点叩、升降、开阖、运转、分理。

〔附注〕任脉与冲脉交会穴。

7. 神阙

〔取穴〕脐的中央。

〔主治〕中风虚脱，四肢厥冷，形惫体倦，绕脐腹痛，水肿，鼓胀，脱肛，泻痢，便秘，小便不禁，五淋，妇女不孕。

〔手法〕杵针运转、分理。

8. 水分

〔取穴〕前正中线上，脐上1寸处取穴。

〔主治〕水肿，小便不利，腹痛，泄泻，翻胃吐食，肠鸣，小儿囟陷，腹胀。

〔手法〕杵针点叩、升降、开阖、运转、分理。

9. 下脘

〔取穴〕前正中线上，脐上2寸处取穴。

〔主治〕脘痛，腹胀，呕吐，呃逆，食谷不化，肠鸣，泄泻，痞块，虚肿。

〔手法〕杵针点叩、升降、开阖、运转、分理。

〔附注〕任脉与足太阴经交会穴。

10. 建里

〔取穴〕前正中线上，脐上3寸处取穴。

〔主治〕胃痛，呕吐，食欲不振，腹胀，水肿，肠中切痛。

〔手法〕杵针点叩、升降、开阖、运转、分理。

11. 中脘

〔取穴〕前正中线上，脐上4寸处取穴。

〔主治〕胃脘痛，腹胀，呕吐，呃逆，翻胃，吞酸，纳呆，食不化，痞积，黄疸，肠鸣，泻痢，便秘，便血，胁下坚痛，虚劳吐血，哮喘，头痛，失眠，惊悸，怔忡，脏躁，癫、狂、痫证，惊风，产后血晕。

〔手法〕杵针点叩、升降、开阖、运转、分理。

〔附注〕足阳明胃经"募穴"；八会穴之一，腑会中脘。任脉与手太阳经、少阳经，足阳明经的交会穴。

12. 上脘

〔取穴〕前正中线，脐上 5 寸处取穴。

〔主治〕胃脘疼痛，腹胀，呕吐，呃逆，纳呆，食不化，黄疸，泄痢，虚劳吐血，咳嗽痰多，癫痫。

〔手法〕杵针点叩、升降、开阖、运转、分理。

〔附注〕任脉与足阳明经、手太阳经交会穴。

13. 巨阙

〔取穴〕前正中线，脐上 6 寸处取穴。

〔主治〕胸痛，心痛，心烦，惊悸，尸厥，癫、狂、痫证，健忘，胸闷气短，咳逆上气，腹胀暴痛，呕吐，呃逆，噎膈，吞酸，黄疸，泻痢。

〔手法〕杵针点叩、升降、开阖、运转、分理。

〔附注〕手少阴心经"募穴"。

14. 鸠尾

〔取穴〕前正中线，剑突下，脐上 7 寸处取穴。

〔主治〕心痛，心悸，心烦，癫痫，惊狂，胸中满痛，咳嗽气喘，呕吐，呃逆，反胃，胃痛。

〔手法〕杵针点叩、开阖。

〔附注〕任脉"络穴"。

15. 中庭

〔取穴〕胸剑联合的中点取穴。

〔主治〕胸腹胀满，噎膈，呕吐，心痛，梅核气。

〔手法〕杵针点叩、升降、开阖、运转、分理。

16. 膻中

〔取穴〕前正中线，平第4肋间隙。简易取穴法：两乳头间连线的中点取穴。

〔主治〕呃逆，咳嗽，气喘，咳唾脓血，胸痹心痛，心悸，心烦，产妇少乳，噎膈，鼓胀。

〔手法〕杵针点叩、升降、开阖、运转、分理。

〔附注〕手厥阴心包经"募穴"；八会穴之一，气会膻中。

17. 玉堂

〔取穴〕前正中线，平第3肋间隙处取穴。

〔主治〕膺胸疼痛，咳嗽，气短，喘息，喉痹咽肿，呕吐寒痰，两乳肿痛。

〔手法〕杵针点叩、升降、开阖、运转、分理。

18. 紫宫

〔取穴〕前正中线，平第2肋间隙处取穴。

〔主治〕咳嗽，气喘，胸胁支满，胸痛，喉痹，吐血，呕吐，饮食不下。

〔手法〕杵针点叩、升降、开阖、运转、分理。

19. 华盖

〔取穴〕前正中线，胸骨角的中点处取穴。

〔主治〕咳嗽，气喘，胸痛，胁肋痛，喉痛，咽肿。

〔手法〕杵针点叩、开阖。

20. 璇玑

〔取穴〕前正中线，胸骨柄的中央处取穴。

〔主治〕咳嗽，气喘，胸满痛，喉痹咽肿，胃中有积。

〔手法〕杵针点叩、开阖。

21. 天突

〔取穴〕胸骨上窝正中处取穴。

〔主治〕哮喘，咳嗽，脚中气逆，咳唾脓血，咽喉肿痛，暴喑，瘿气，噎膈，梅核气。

〔手法〕杵针点叩、开阖。

〔附注〕任脉与阴维脉交会穴。

22. 廉泉

〔取穴〕前正中线，在喉结上方，当舌骨上缘凹陷中，正坐仰靠取穴。

〔主治〕舌下肿痛，舌缓流涎，舌强不语，暴喑，吞咽困难，咽喉痛，舌干口燥，聋哑，咳嗽，哮喘。

〔手法〕杵针点叩、开阖。

〔附注〕任脉与阴维脉交会穴。

23. 承浆

〔取穴〕颏唇沟的正中凹陷中取穴。

〔主治〕小儿腹泻，口眼㖞斜，面肿，齿龈肿痛，齿衄，流涎，口舌生疮，暴喑不言，消渴嗜饮，小便不禁，癫痫。

〔手法〕杵针点叩、开阖。

〔附注〕任脉与足阳明经交会穴。

第三节　常用奇穴

一、头颈部

常用穴位见图 2-15。

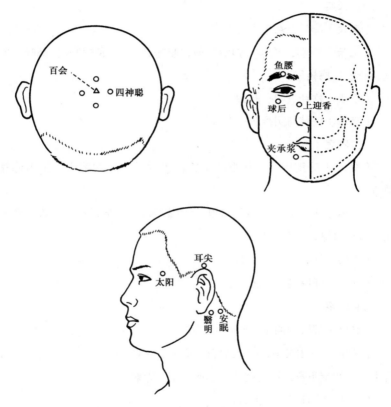

图 2-15　头颈部奇穴图

1. 四神聪

〔取穴〕在督脉百会穴的前后左右各旁开 1 寸取穴。

〔主治〕头痛，眩晕，失眠，不省人事，癫、狂、痫证，中风偏瘫，解颅，健忘，头皮麻木不仁。

〔手法〕杵针点叩、升降、开阖、运转、分理。

2. 鱼腰

〔取穴〕在眉毛正中，即眉毛中点处取穴。

〔主治〕目赤肿痛，目翳，眼睑𥆧动，眉棱骨痛，面瘫，目不能闭，眼睑下垂。

〔手法〕杵针点刺、开阖。

3. 太阳

〔取穴〕眉梢与目外眦之间向后约 1 寸凹陷中取穴。

〔主治〕感冒，头痛，目赤肿痛，眩晕，口眼㖞斜，牙痛，面痛，近视，远视，斜视，目翳，色弱，视物不明。

〔手法〕杵针点叩、开阖。

4. 球后

〔取穴〕在眶下缘外 1/4 与内 3/4 的交界处取穴。

〔主治〕诸目疾，如近视、远视、目翳、目赤，视物不明，迎风流泪，头痛。

〔手法〕杵针点叩、开阖。

5. 上迎香

〔取穴〕鼻唇沟上端尽处取穴。

〔主治〕鼻渊，鼻部疮疖，头痛，感冒，面瘫，面痛，迎风流泪。

〔手法〕杵针点叩、开阖。

6. 夹承浆

〔定法〕承浆穴两旁各 1 寸处取穴。

〔主治〕口舌生疮，口眼㖞斜，面疮，面肌眴动。

〔手法〕杵针点叩、开阖。

7. 安眠

〔取穴〕在翳风与风池穴连线的中点处取穴。

〔主治〕失眠，多梦，头痛，落枕，眩晕，心悸，癫、狂、痫证，癔病，耳鸣耳聋。

〔手法〕杵针点叩、开阖。

8. 耳尖

〔取穴〕在耳尖上，卷耳取之，尖上是穴。

〔主治〕"红眼病"，目翳，中暑头昏胀痛，头痛，喉痛，耳鸣耳聋。

〔手法〕杵针点叩、开阖。

9. 翳明

〔取穴〕在翳风穴后 1 寸处取穴。

〔主治〕近视，远视，目翳，雀目，青盲，头痛，眩晕，耳鸣耳聋，失眠，癫、狂、痫证。

〔手法〕杵针点叩、开阖。

10. 颈百劳

〔取穴〕在大椎直上 2 寸，旁开 1 寸处取穴（图 2-16）。

〔主治〕骨蒸潮热，盗汗，自汗，落枕，头痛，瘰疬，咳嗽，哮喘。

〔手法〕杵针点叩、开阖。

巴蜀名医遗珍系列丛书

二、躯干部

常用穴位见图 2-16。

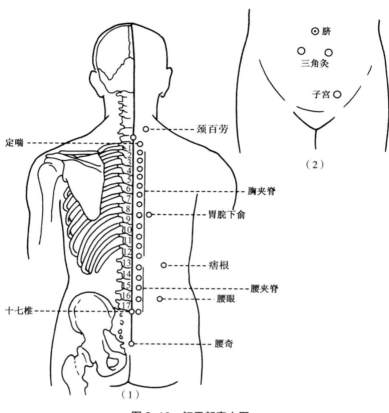

图 2-16　躯干部奇穴图

1. 定喘

〔取穴〕在大椎穴旁开 0.5 寸处取穴。

〔主治〕哮喘，咳嗽，落枕，呃逆，肩背痛，五十肩，荨麻疹。

〔手法〕杵针点叩、升降、开阖、运转、分理。

2. 夹脊

〔取穴〕第1胸椎至第5腰椎，各椎棘突下旁开0.5寸处取穴。

〔主治〕第1胸椎至第3胸椎主治上肢诸疾；第1胸椎至第8胸椎主治胸部诸疾；第6胸椎至第5腰椎主治腹部诸疾；第1腰椎至第5腰椎主治下肢诸疾。

〔手法〕杵针点叩、升降、开阖、运转、分理。

3. 痞根

〔取穴〕第1腰椎棘突下，旁开3.5寸处取穴。

〔主治〕痞块，疝气，腰痛，带下，腹痛等病证。

〔手法〕杵针点叩、升降、开阖、运转、分理。

4. 腰眼

〔取穴〕第4腰椎棘突下，旁开3.5寸处凹陷中取穴。

〔主治〕腰痛，月经不调，带下，坐骨神经痛。

〔手法〕杵针点叩、升降、开阖、运转、分理。

5. 腰奇

〔取穴〕在尾骨尖端上2寸处取穴。

〔主治〕癫痫，头痛，失眠，腰骶痛，便秘。

〔手法〕杵针点叩、升降、开阖、运转、分理。

6. 十七椎

〔取穴〕在第5腰椎棘突下取穴。

〔主治〕腰骶疼痛，下肢疼痛，痛经，崩漏，遗尿。

〔手法〕杵针点叩、升降、开阖、运转、分理。

7. 胃脘下俞

〔取穴〕在第 8 胸椎棘突下，旁开 1.5 寸处取穴。

〔主治〕胃痛，腹胀，腹痛，胸胁痛，咳嗽，消渴，咽干，腰背疼痛。

〔手法〕杵针点叩、升降、开阖、运转、分理。

8. 子宫

〔取穴〕中极穴旁开 3 寸处取穴。

〔主治〕月经不调，痛经，崩漏，带下，阴挺，遗尿，淋证，阳痿，遗精，腹痛，疝气。

〔手法〕杵针点叩、升降、开阖、运转、分理。

三、四肢部

（一）上肢部

常用穴位见图 2-17。

1. 十宣

〔取穴〕在手十指尖端，距爪甲 0.5 寸处取穴。

〔主治〕昏迷，癫痫，癔病，中暑，高热，咽喉痛，发狂，中风闭证。

〔手法〕杵针点叩、开阖。

2. 大骨空

〔取穴〕在拇指背侧，指间关节横纹中点取穴。

〔主治〕目痛，目翳，吐泻，衄血，拇指麻木。

〔手法〕杵针点叩、开阖。

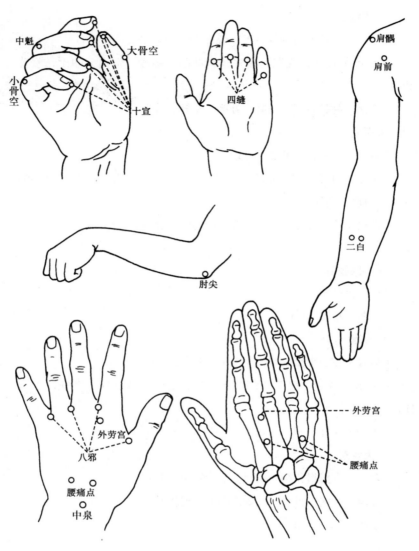

图 2-17　上肢部奇穴图

巴蜀名医遗珍系列丛书

3. 小骨空

〔取穴〕在手背小，指近端指间关节横纹中点处取穴。

〔主治〕目赤肿痛，目翳，失眠，喉痛，手指麻木疼痛，癔病。

〔手法〕杵针点叩、开阖。

4. 中魁

〔取穴〕在手背，中指近端指间关节横纹中点取穴。

〔主治〕失眠，癫、狂、痫证，癔病，心痛，呕吐，噎膈，呃逆，牙痛，鼻血。

〔手法〕杵针点叩、开阖。

5. 四缝

〔取穴〕在手掌侧，第2～5指近端指间关节横纹中点取穴。

〔主治〕疳积，百日咳，蛔虫，小儿腹泻，咳嗽气喘。

〔手法〕杵针点叩、开阖。

6. 八邪

〔取穴〕在手背，第1～5指间的缝纹端取穴，左右手共有8个穴位。

〔主治〕癔病，昏迷，头项强痛，咽喉肿痛，目赤肿痛，牙痛，手背肿痛，手指麻木。

〔手法〕杵针点叩、开阖。

7. 外劳宫

〔取穴〕在手背，第2、3掌骨间，掌指关节后约0.5寸取穴。

〔主治〕落枕，胃痛，手背红肿、麻木疼痛。

〔手法〕杵针点叩、开阖。

8. 腰痛点

〔取穴〕手手背，指总伸肌腱的两侧，腕横纹下 1 寸处，一手 2 穴。

〔主治〕急性腰扭伤，手背肿痛麻木。

〔手法〕杵针点叩、升降、开阖、运转、分理。

9. 中泉

〔取穴〕在手背，腕横纹阳溪与阳池穴连线的中点，指总伸肌腱桡侧凹陷中取穴。

〔主治〕胸胁胀满，胃脘疼痛，腕关节扭伤，心痛，咳血，目翳，腹痛。

〔手法〕杵针点叩、升降、开阖、运转、分理。

10. 二白

〔取穴〕伸臂仰掌，腕横纹直上 4 寸，桡侧腕屈肌腱两侧取穴一肢 2 穴。

〔主治〕痔疮，脱肛，前臂麻木疼痛，上肢不遂，痿证，胸胁痛。

〔手法〕杵针点叩、升降、开阖、运转、分理。

11. 肘尖

〔取穴〕屈肘，在尺骨鹰嘴尖端处取穴。

〔主治〕瘰疬，肘关节肿痛。

〔手法〕杵针点叩、开阖。

（二）下肢部

常用穴位见图 2-18。

1. 胆囊

〔取穴〕在小腿外侧，腓骨小头直下 2 寸寻找压痛点取穴。

〔主治〕急慢性胆囊炎，胆石症，胆道蛔虫，胁肋疼痛，腹痛，下肢痿痹。

〔手法〕杵针点叩、升降、开阖、运转、分理。

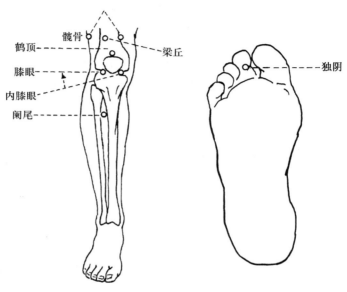

图2-18　下肢部奇穴图

2. 阑尾

〔取穴〕在小腿外侧，髌韧带外侧凹陷下5寸，胫骨前嵴一横指（中指）取穴。

〔主治〕急慢性阑尾炎，消化不良，下肢痿痹无用，中风下肢不遂，腹痛，泄泻。

〔手法〕杵针点叩、升降、开阖、运转、分理。

3. 内膝眼

〔取穴〕在膝关节髌韧带内侧凹陷中取穴。

〔主治〕膝关节肿痛，下肢痿痹无用，脚气。

〔手法〕杵针点叩、开阖。

4. 百虫窝

〔取穴〕在膝内廉上3寸，即血海穴上1寸处取穴。

〔主治〕皮肤瘙痒（风疹痒块），蛔虫，阴疮。

〔手法〕杵针点叩、升降、开阖、运转、分理。

5. 鹤顶

〔取穴〕髌骨上缘正中凹陷中取穴。

〔主治〕膝痛，足胫无力，瘫痪。

〔手法〕杵针点叩、开阖。

6. 八风

〔取穴〕在足背，第1～5趾各趾间的缝纹端取穴左右共8穴。

〔主治〕足背肿痛，水肿，痿证，月经不调，头痛，牙痛，疟疾。

〔手法〕柞针点叩、开阖。

7. 独阴

〔取穴〕在足底，第2趾下横纹中取穴。

〔主治〕疝气，月经不调，卒心痛，胸胁痛，呕吐，吐血，死胎，胞衣不下。

〔手法〕杵针点叩、开阖。

附

1. 三角灸

〔取穴〕以患者两口角之间的长度作为一边，做等边三角形，将顶角置于患者脐心，底边呈水平线，两底角处是穴。

〔主治〕疝气，腹痛，奔豚，泄泻。

〔手法〕杵针点叩、升降、开阖、运转、分理。

2. 肩三针

〔取穴〕指肩髃、肩髎、肩前三穴。

〔主治〕中风上肢不遂，痿证上肢无用，痹证，上肢麻木疼痛，五十肩，上肢活动不利，肩背疼痛，瘰疬。

〔手法〕杵针点叩、升降、开阖、运转、分理。

第四节　常用特殊穴位

一、八阵穴

八阵穴是以一个腧穴为中宫，以中宫到一定距离为半径，画一个圆圈，把这个圆圈分为 8 个等份，即天、地、风、云、龙、虎、鸟、蛇，与八卦相应为乾、坤、坎、离、震、巽、艮、兑，形成 8 个穴位，即为外八阵。再把中宫到外八阵的距离分为三等份，画成两个圆圈，即为中八阵和内八阵。内、中、外八阵上的穴位就形成了八阵穴（图 2-19）。

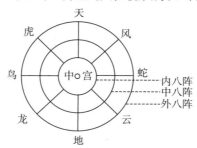

图 2-19　八阵穴示意图

1. 泥丸八阵（百会八阵）

〔取穴〕以泥丸（百会穴）为中宫，百会穴到印堂为半径所构成的八阵穴为泥丸八阵。

〔主治〕中风偏瘫，失语，偏正头痛，眩晕，耳聋耳鸣，脑鸣，失眠，健忘，肢体痿废，癫、狂、痫等神经、精神系统病症。

〔手法〕杵针点叩、升降、开阖、运转、分理。

2. 风府八阵

〔取穴〕以风府穴为中宫，从风府穴到后发际边缘的长度为半径，所构成的八阵穴为风府八阵。

〔主治〕中风，失语，头痛，颈项强痛，眩晕，鼻塞，鼻衄，咽喉痛，口腔红肿疼痛，耳鸣耳聋，失眠，健忘，癫痫，癔病，小儿惊风，半身不遂，四肢痿软，痉挛等病症。

〔手法〕杵针点叩、升降、开阖、运转、分理。

3. 大椎八阵

〔取穴〕以大椎穴为中宫，从大椎穴到左右旁开 3 寸处为半径，所形成的八阵穴为大椎八阵。

〔主治〕颈项强痛，外感发热，咳喘，疟疾，骨蒸盗汗，癫痫，风疹等病症。

〔手法〕杵针点叩、升降、开阖、运转、分理。

4. 身柱八阵

〔取穴〕以身柱穴为中宫，从身柱穴到左右魄户穴的距离为半径，所形成的八阵穴为身柱八阵。

〔主治〕外感发热，咳嗽，喘息，疟疾，癔病，癫痫，背脊痹痛，小儿惊痫，乳痈，胸痹，呕吐，以及上肢痿软，麻痹，瘫痪等病症。

巴蜀名医遗珍系列丛书

〔手法〕杵针点叩、升降、开阖、运转、分理。

5. 神道八阵

〔取穴〕以神道穴为中宫，从神道穴到左右神堂穴的距离为半径，所构成的八阵穴为神道八阵。

〔主治〕心悸，怔忡，心痛，胸痹，心胸烦满，失眠，健忘，咳嗽，喘息，小儿惊风，乳痈，乳房肿块，食道梗阻，呕恶，嗳气等病症。

〔手法〕杵针点叩、升降、开阖、运转、分理。

6. 至阳八阵

〔取穴〕以至阳穴为中宫，从至阳穴到左右膈关穴的距离为半径所形成的八阵穴为至阳八阵。

〔主治〕肝、胆、脾、胃、胰等脏腑病症，如胸胁胀满疼痛，呕吐，胃痛，痞满，黄疸，咳嗽，哮喘，疟疾，呃逆，嗳腐吞酸等。

〔手法〕杵针点叩、升降、开阖、运转、分理。

7. 筋缩八阵

〔取穴〕以筋缩穴为中宫，从筋缩穴到左右魂门穴的距离为半径，所形成的八阵穴为筋缩八阵。

〔主治〕癫痫，脊强，胃痛，腹胀，呕吐，嗳气，呃逆，黄疸等肝、胆、脾、胃脏腑的疾病。

〔手法〕杵针点叩、升降、开阖、运转、分理。

8. 脊中八阵

〔取穴〕以脊中穴为中宫，从脊中穴到左右意舍穴的距离为半径，所形成的八阵穴为脊中八阵。

〔主治〕腹痛，腹胀，泄泻，黄疸，痢疾，癫痫，小儿疳疾，脱肛等脾胃疾病。

〔手法〕杵针点叩、升降、开阖、运转、分理。

9. 命门八阵

〔取穴〕以命门穴为中宫，从命门穴到左右志室穴的距离为半径，所形成的八阵穴为命门八阵。

〔主治〕腹痛，腹泻，遗精，阳痿，带下病，月经不调，痛经，经闭，耳鸣耳聋，水肿，遗尿，下肢麻痹，痿软，瘫痪，小便频数，小便短少，癃闭等病症。

〔手法〕杵针点叩、升降、开阖、运转、分理。

10. 腰阳关八阵

〔取穴〕以腰阳关穴为中宫，从腰阳关穴到左右大肠俞穴的距离为半径，所形成的八阵穴为腰阳关八阵。

〔主治〕腹痛，腹泻，痢疾，脱肛，便秘，遗精，阳痿，早泄，月经不调，痛经，经闭，带下，腰骶强痛，下肢痿弱、强直、痉挛或麻木、疼痛等。

〔手法〕杵针点叩、升降、开阖、运转、分理。

11. 腰俞八阵

〔取穴〕以腰俞穴为中宫，从腰俞穴到左右秩边穴的距离为半径，所形成的八阵穴为腰俞八阵。

〔主治〕腹痛，腹泻，便秘，脱肛，月经不调，痛经，经闭，崩漏，痔漏，腰脊强痛，下肢痿痹，疼痛，遗精，阳痿，早泄，带下等病症。

〔手法〕杵针点叩、升降、开阖、运转、分理。

八阵穴的布阵是灵活多变的，不仅在头面、背部督脉、腹部任脉上布阵，而且还可在俞募穴、原络穴、阿是穴上布阵。总之，临床上要根据病情辨证选用。

巴蜀名医遗珍系列丛书

二、河车路

人体河车路可分为头部河车路、腰背部河车路、胸腹部河车路。各部河车路根据所属脏腑和主治不同，又可分为若干段。杵针作用于人体河车路，通过施行各种手法，促进人体气血运行，畅通经脉，从而达到治病的目的。

（一）头部河车路

1. 河车路印脑段

〔取穴〕头部河车路印脑段共有7条：中间1条从印堂穴至脑户穴，为督脉经；目内眦至相对应的脑户穴旁；瞳仁正中至相对应的脑户穴旁；目外眦至相对应的脑户穴旁。其中印堂至脑户穴为单线，其余3条左右对称，成双线，共6条，加上正中1条共为7条。

〔主治〕中风瘫痪，肢体痿软，痉挛，惊风，头风，失眠，眩晕，癫痫，狂证，目疾，耳病，鼻病。

〔手法〕杵针点叩、升降、开阖、运转、分理。

2. 河车路脑椎段

〔取穴〕从脑户到大椎和脑户到大椎两旁与两眼内眦、外眦及瞳仁之间的距离相等的左右3条线，为河车脑椎段。在此河车路上有7个穴位，即眼点、鼻点、耳点、口点、唇齿点、舌点、咽喉点。这7个穴位分别在脑户至大椎穴的河车路线上的1/7处。

〔主治〕眼、耳、口、鼻、舌、唇齿、咽喉诸症，以及眩晕，失眠，心悸等病症。

〔手法〕杵针点叩、升降、开阖、运转、分理。

（二）腰背部河车路

1. 河车路椎至段

〔取穴〕从大椎穴到至阳穴的中线和从大椎穴到至阳穴的脊柱两旁的3条线，即脊柱旁开0.5寸的第一条线；脊柱旁开1.5的第二条线，该线与足太阳膀胱经在背部的第一条线相同；脊柱旁开3寸的第三条线，该线与足太阳膀胱经在背部的第二条线相同。在第一条路线上有大椎点、陶道点、风门点、肺点、厥阴点、心点、督点、膈点，每穴与该段督脉和足太阳膀胱经的同名腧穴相对应。

〔主治〕大椎点、陶道点、风门点段河车路主治咳嗽，喘息，感冒，温邪初起，疟疾等病症。肺点、厥阴点、心点、督点、膈点段河车路主治胸闷，胸痛，心悸，怔忡，健忘，心痛等心肺疾病，以及噎膈，呃逆，呕吐等脾胃疾病。

〔手法〕杵针点叩、升降、开阖、运转、分理。

2. 河车路阳命段

〔取穴〕从至阳穴到命门穴的正中线和从至阳穴到命门穴的脊柱两旁的3条线，即脊柱旁开0.5寸的第一条线；脊柱旁开1.5寸的第二条线，该线与足太阳膀胱经在背部的第一条线相同；脊柱旁开3寸的第三条线，该线与足太阳膀胱经在背部的第二条线相同，为河车阳命段。在第一条路线上有膈点、胰点、肝点、胆点、脾点、胃点、三焦点、肾点，每穴与该段督脉经和足太阳膀胱经的同名腧穴相对应。

〔主治〕胃脘痛，胁肋痛，腹胀，腹泻，痢疾，呃逆，呕吐，嗳气，便秘，尿频，尿急，尿痛，血尿，遗尿，月经不调，痛经，经闭，崩漏，带下，遗精，阳痿，以及下肢痿弱，瘫痪等疾病。

〔手法〕杵针点叩、升降、开阖、运转、分理。

3. 河车路命强段

〔取穴〕从命门穴到长强穴的中线和从命门穴到长强穴的脊柱两旁的 3 条线，即脊柱旁开 0.5 寸的第一条线；脊柱旁开 1.5 寸的第二条线，该线与足太阳膀胱经在背部的第一条线相同；脊柱旁开 3 寸的第三条线，该线与足太阳膀胱经在背部的第二条线相同。

〔主治〕脊强腰痛，遗尿，尿频，泄泻，遗精，阳痿，腹痛，腹胀，月经不调，痛经，经闭，赤白带下，流产，头晕耳鸣，耳聋，癫痫，惊恐，手足逆冷，下肢痿痹，中风下肢不遂，腰膝酸软无力，潮热盗汗，骨蒸劳热。

（三）胸腹部河车路

胸腹部河车路为河车前线，该线从任脉经的天突穴直下，经过胸、上腹、下腹到会阴穴，与督脉经相交。从任脉经两旁的左右 3 条线为河车左右线。河车前线可分为以下几段。

1. 河车天膻段

〔取穴〕从任脉经的天突穴到膻中穴的任脉经中线，和任脉经旁开 0.5 寸、1.5 寸、3 寸的 3 条线，为河车天膻段。

〔主治〕食道、心、肺、胸膈等急、慢性病症，如胸痹，心悸，咳嗽，喘息，呃逆，心痛等。

〔手法〕杵针点叩、升降、开阖、运转、分理。

2. 河车路膻阙段

〔取穴〕从膻中穴到神阙穴的任脉正中线和任脉旁开 0.5 寸、1.5 寸、3 寸的 3 条线，为河车膻阙段。

〔主治〕脾、胃、肝、胆疾病，如胃脘胀满，疼痛，呃逆，呕恶，胸痹，胁痛等。

〔手法〕杵针点叩、升降、开阖、运转、分理。

3. 河车阙极段

〔取穴〕从神阙穴到中极穴的任脉经正中线和任脉经旁开 0.5 寸、1.5寸、3 寸的 3 条线，为河车阙极段。

〔主治〕大肠、小肠、尿道、膀胱、盆腔、子宫等脏器的病变，如淋证，癃闭，尿血，腹泻，便秘，痢疾，小腹痛，月经不调，痛经，经闭，崩漏，带下，遗精，阳痿，不育，疝气等。

〔手法〕杵针点叩、升降、开阖、运转、分理。

三、八廓穴

1. 眼八廓

〔取穴〕眼八廓就是把眼眶周围沿眶骨的边缘分为天、地、山、泽、风、雷、水、火 8 个点（图 2-20）。

〔主治〕目赤，目肿，目痛，溢泪，云翳，胬肉，瞳神缩小或散大，视物昏花，视物不正，弱视，复视，畏光羞明，眼见红星、飞蚊、黑点等眼病。

〔手法〕杵针点叩、开阖。

2. 耳八廓

〔取穴〕沿耳根周围分成天、地、山、泽、风、雷、水、火 8 个点，（图 2-21）。

〔主治〕耳病，如耳内溃脓、红肿、疼痛，耳鸣，耳聋，以及腮部红肿疼痛。

〔手法〕杵针点叩、开阖。

巴蜀名医遗珍系列丛书

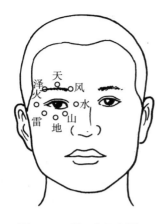

图 2-20　眼八廓示意图

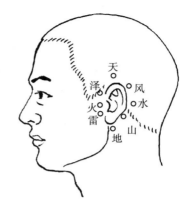

图 2-21　耳八廓示意图

3. 鼻八廓

〔取穴〕以鼻端素髎穴平行到迎香穴的距离为半径画一个圆圈，把这个圆圈分成天、地、山、泽、风、雷、水、火 8 个点（图 2-22）。

〔主治〕鼻部疾病，如鼻塞，鼻鸣，鼻渊，鼻流浊涕，鼻流腐物，鼻不闻香臭等。

〔手法〕杵针点叩、开阖。

4. 面部五轮

〔取穴〕①前发际上从神庭穴到左右头维穴，下从两眉之间的印堂穴至左右眉梢为火轮。

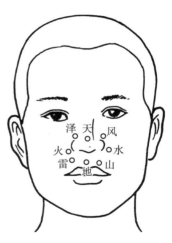

图 2-22　鼻八廓示意图

②上从印堂穴，下到鼻准，两旁从攒竹穴到内眼角，从内眼角环行到迎香为土轮。

③从人中到迎香，从迎香下行到地仓至颏部为水轮。

④左颧部为木轮。

⑤右颧部为金轮。

五轮当中，火轮属心，土轮属脾，水轮属肾，木轮属肝，金轮属肺（图2-23）。

〔主治〕除主治各所属的五脏疾病外，还能治疗面部的疾病。

〔手法〕杵针点叩、开阖、运转。

〔附注〕五轮之中又可分为中央、东、南、西、北和东北、东南、西北、西南四隅，各具九注，这样就组成了九宫八卦，每宫还可以根据病情施以迎随治疗。

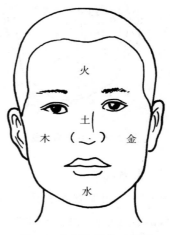

图 2-23　面部五轮示意图

第三章　李氏杵针疗法操作要点

杵针治疗是用特制的工具，不刺入人体肌肤之内，通过一定的手法，刺激人体体表腧穴，作用于经络、脏腑，以调和阴阳，扶正祛邪，疏通经络，行气活血，达到治病强身，康复保健的目的。

第一节　杵针工具

一、杵针的构造

杵针是用牛角、优质硬木、玉石、金属等材料制作而成。

杵针的结构可分为 3 个部分（图 3–1）。

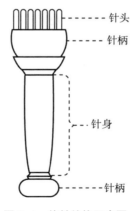

图 3–1　杵针结构示意图

针头
针柄
针身
针柄

1. 针身　手持处称为针身。

2. 针柄　杵针两头固定的部位称为针柄。

3. 针尖 杵针的尖端部分称为针尖，是杵针直接接触腧穴的部分。

二、杵针的规格

杵针因临床操作手法和作用不同而名称各异，一般一套杵针工具有四件（图3-2）。

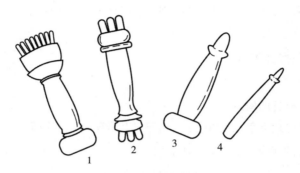

图3-2 杵针工具图

1. 七曜混元杵　2. 五星三台杵　3. 金刚杵　4. 奎星笔

1. 七曜混元杵 长10.5厘米，一头呈圆弧形，多用于运转手法。另一头为平行的7个钝爪，多用于分理手法。

2. 五星三台杵 长11.5厘米，一头有三脚并排，另一头为梅花形五脚，多用于点叩或运转、分理手法。

3. 金刚杵 长10.5厘米，一头为圆弧形，另一头为钝锥形，多用于点叩、升降、开阖或运转手法。

4. 奎星笔 长8厘米，一头为平椭圆形，另一头为钝锥形，多用于点叩、升降、开阖手法。

第二节　杵针手法练习

　　杵针虽然具有操作简便的特点，但是医者无一定的指力、腕力、肘力和臂力，就难于达到杵针治疗时需要的轻重缓急刺激，起不到补泻的治疗作用。具备一定的指、腕、肘、臂力是正确进行各种杵针手法操作，提高临床疗效的基本条件。因此，对于初学者，应进行指、腕、肘、臂力的练习，这也是熟悉杵针治疗手法的过程。

　　杵针手法的练习，可以先用七曜混元杵或五星三台杵，选一长 25 厘米、宽 15 厘米、厚 5 厘米的布垫或纸簿（或一本厚的书）放在平桌上，做上下点叩，或左右、上下分理、运转的手法练习；或将金刚杵（奎星笔）做点叩、升降、开阖的手法练习（图 3-3）。

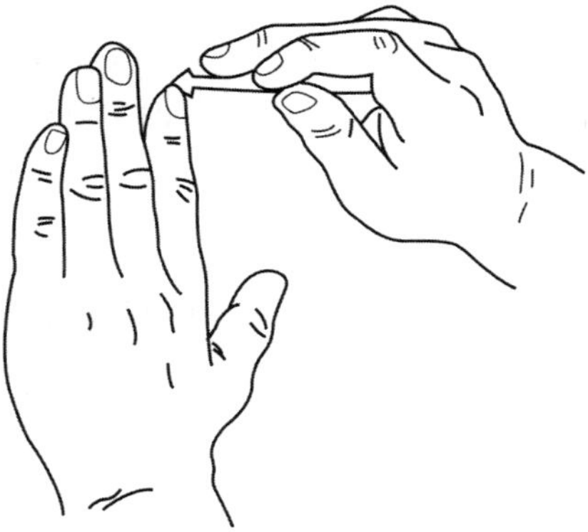

　　还可在自身，或学习者之间互相试杵，熟悉杵针手法和治疗部位，体验不同杵针手法的针感。

图 3-3　杵针手法练习图

第三节　杵针治疗前的准备

一、杵针针具的选择

　　杵针针具的选择，应以杵针无缺损，针尖无松动，针身、针柄和针头光滑圆整，各类杵针的规格齐全者为佳。在临床使用时，还应根据患者的性别、年龄、形体的肥瘦、体质的强弱、病情的虚实、施治的部位、操作手法的不同，选择相应的针具。《灵枢·官针》说："九针之宜，各有所为，长短大小，各有所施也。"杵针治病也不例外。如面积大的河车路穴位，可选用七曜混元杵或五星三台杵做运转、分理手法治疗；人中、内关、至阴、少商等面积较小的穴位，可选用金刚杵或奎星笔做点叩、升降、开阖手法治疗。

二、体位的选择

对患者施术时采用的体位姿势，应以施术者能取穴准确，操作方便，患者肢体舒适，并能较长时间接受杵针治疗为原则。杵针治疗取穴体位主要有以下几种。

（一）仰卧位

适用于取头、面、胸、腹部的穴位，以及上、下肢部分的穴位。如上星、人中、膻中、中脘、关元，河车天膻段、河车膻阙段，内关、足三里等（图3-4）。

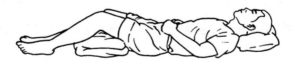

图 3-4　仰卧位

（二）侧卧位

适宜取身体侧面的少阳经穴位和上、下肢部分的穴位，如肩髃、环跳、日月、期门、风市、丰隆等（图3-5）。

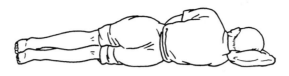

图 3-5　侧卧位

（三）俯卧位

适宜取头、项、脊背、腰尻部腧穴，以及下肢背侧、上肢部分的穴位，如百会、风池、风府，河车椎至段、河车阳命段，神道八阵、命门八阵、承扶、委中、承山等（图 3-6）。

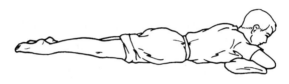

图 3-6　俯卧位

（四）仰靠坐位

适宜取头前部、颜面和颈前等部位的穴位，如上星、印堂、人中、天突、眼八廓等（图 3-7）。

（五）俯伏坐位

适宜取后头和项、背部的穴位，如风池、风府、大椎八阵、身柱八阵等（图 3-8）。

（六）侧伏坐位

适宜于取头部的一侧、面颊及耳前后部位的穴位，如太阳、翳风、耳八廓等（图 3-9）。

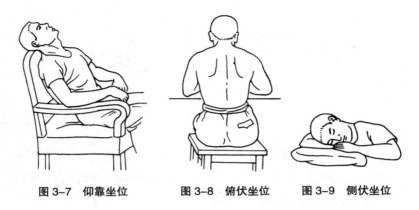

图3-7　仰靠坐位　　　图3-8　俯伏坐位　　　图3-9　侧伏坐位

在临床治疗时，除上述常用体位外，对某些腧穴则应根据具体不同要求采取不同的体位。同时也应注意，若可能用一种体位取处方所选腧穴时，就不应采用两种或两种以上的体位。如因治疗需要和某些腧穴定位的特点而必须采用两种不同体位时，则应根据患者体质、病情等具体情况灵活掌握。

三、消毒

杵针治疗，一般针具只在腧穴的皮肤表面进行点叩、升降、开阖、运转、分理等手法，不刺入皮肤、肌肉之内，故针具、腧穴部位和医者手指一般不必消毒处理。

第四节　杵针治疗的手法

一、持杵

一般以右手持针具，称为刺手；左手辅助治疗，称为押手。刺手的作用是执持杵针，直接在患者腧穴上施杵；押手的作用是固定腧穴，辅助刺手进行施杵。持杵的方法有以下两种。

1.执笔法 以医者右手食指、中指及拇指持杵身，下端针柄靠在无名指上，或用拇指、食指持针身，中指靠贴杵柄，如执笔一样（图3-10）。此法适宜于头面、胸腹及四肢肌肉浅薄部位的穴位治疗。

2.直握法 医者以右手拇指和其余四指相对握住杵身，如握拳状（图3-11）。此法适宜于腰、背、骶及四肢肌肉丰厚部位的穴位治疗。

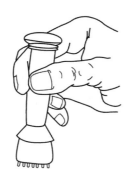

图 3-10 执笔法

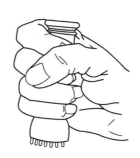

图 3-11 直握法

二、行杵

杵针治疗中，为使患者产生杵针刺激感应而使用一定的手法，称为行杵。

（一）行杵方法

1.寻按行杵法 医者以左手拇、食指寻按腧穴部位，右手循左手寻按部位行杵。此法适宜于七曜混元杵或五星三台杵做分理、运转手法的腧穴，如八阵穴、河车路等。

2. 指压行杵法 医者以左手拇指前端寻压在腧穴旁边，右手持杵针紧靠左手拇指行杵。此法适宜于奎星笔点叩的腧穴，如上星、人中等。

（二）行杵的高度、角度、轻重、徐疾

在杵针操作中，正确掌握杵针施术的上下高度、角度、轻重、徐疾对提高杵针治疗效果，防止挫伤皮肤、肢体有重要意义。临床上同一腧穴，由于杵针的高度、角度、轻重、徐疾不同，透达体内的针感亦有差异，并直接影响杵针治疗的效果。

1. 行杵高度 行杵高度即杵尖与接触治疗部位体表皮肤间的距离。临床上依杵针器具的制作材料和施术手法、施术部位及患者体质情况而定。若杵针工具质地重，患者体质瘦弱，施术部位面积较小，则行杵高度稍低一些；若杵针工具质地轻，患者体质肥胖，施术部位面积较大，则行杵高度稍高一些。总之，以患者在行杵时感觉舒适为度。

2. 行杵角度 行杵的角度，是在行杵时针具与行杵部位皮肤表面形成的夹角。它是根据腧穴所在的位置和医者行杵时要达到的治疗目的相结合而定的。一般有直杵、斜杵、旋转杵三种习用角度。

（1）**直杵**：杵身与治疗部位皮肤表面呈90°角，垂直行杵。此法适用于人体的大部分腧穴，也是临床上最常用的一种行杵角度。

（2）**斜杵**：杵身与治疗部位皮肤表面呈30°～45°角，倾斜行杵。此法适宜于指掌、趾蹠、耳廓等部位的腧穴。

（3）**旋转杵**：杵身与治疗部位皮肤表面呈90°角旋转行杵，即顺时针或逆时针旋转。此法常用于杵针运转手法对腧穴面积较大的部位进行操作治疗，如八阵穴、河车路等。

3. 行杵轻重 行杵轻重应根据杵针工具制作的材料质地、施术部位和患者体质情况而定。凡杵针工具质地轻，患者体质肥胖，施术部位肌肉丰厚的，行杵较重；凡杵针工具质地重，患者体质瘦弱，施术部位肌肉瘦薄的，行杵较轻。行杵轻重的标准是：行杵较轻，患者有杵针治疗感应，但不感到刺激偏重而不适。行杵较重，患者能耐受行杵时的最大刺激，但无疼痛不适之感。

4. 行杵徐疾 行杵徐疾应根据患者的体质、施术部位、病情虚实等情况而灵活运用。

徐：一呼一吸行杵 4 次左右，即每分钟 60～80 次。

疾：一呼一吸行杵 6 次左右，即每分钟 90～120 次。

临床行杵时高度、角度、轻重、徐疾，还应根据患者体质、形态、年龄、施术部位、病情虚实等情况综合而定。凡年老、年幼、体弱、久病气虚者，宜轻、疾、浅；青壮年、体健、正盛邪微、新感气实者，宜重、徐、深。凡羸瘦之体，宜轻浅行杵；肥厚之躯，可深重行杵。凡头、胸、腹部腧穴，宜轻杵；背、骶、臀部腧穴，可重杵。凡虚证以轻快行杵；实证以重缓行杵。

（三）得气

杵针刺激部位产生的经气感应，称为得气，或称杵针感应。患者出现杵针感应后，除具有与针刺治疗类似的酸、麻、胀、重等针感外，还会出现刺激部位皮肤潮红和局部的温热感觉，以及患者特有的全身轻松、舒适、愉悦感。

得气与否及气至的迟速，不仅直接关系到杵针治疗的效果，而且可以借此窥测疾病的预后情况。《灵枢·九针十二原》说："刺之而气不至，无问其数，刺之而气至，乃去之……刺之要，气至而有效。"这充分说明了得气与否的重要意义。临床上一般是得气迅速时疗效较好，得气较慢时效果较差，若不得气，就可能无治疗效果。"金针赋"也说：

"气速效速，气迟效迟。"临床上有因素体阳虚，或气血不足，或气滞血瘀，肌肤甲错者，或久病正虚，身体羸瘦者，导致经气不足或滞涩，使行杵后"气不至"而不易得气的情况，可酌情调节行杵的轻重快慢，延长治疗时间，以促进其经气的来复。个别患者在杵针治疗三五日内针感不明显，但随着疗程的延长，针感亦渐渐增加。《灵枢·官能》说："针所不为，灸之所宜。"必要时也可行杵前后在腧穴辅加艾灸，以助益经气。

三、李氏杵针操作基本手法

李氏杵针操作手法，集针砭、按摩之长，承导引之术，融九宫河洛之法，具有手法简便，易于操作的特点。其常用杵针操作手法有以下几种。

（一）点叩手法

行杵时，杵针针尖向施术部位反复点叩或叩击，如雀啄食，以叩至皮肤潮红为度。点叩叩击频率快，压力小，触及浅者，刺激就小；点叩叩击频率慢，压力大，触及深者，刺激就大。此法宜用金刚杵或奎星笔在面积较小的腧穴上施术，如人中、少商、商阳等穴。

（二）升降手法

行杵时，杵针针尖接触施杵腧穴的皮肤，然后一上一下地上推下退，上推为升，下退为降，推则气血向上，退则气血向下。此法一般宜用金刚杵或奎星笔在面积稍大的腧穴上施术，如环跳、风市、足三里等穴。

（三）开阖手法

行杵时，杵针针尖接触施杵腧穴的皮肤，然后医者逐渐贯力达于杵针针尖，向下进杵则为开，进杵程度以患者能忍受为度，达到使气血向四周分散的目的；随之医者慢慢将杵针向上提，但杵针针尖不能离开施术腧穴的皮肤，此为阖，能达到气血还原的目的。此法一般宜用金刚杵或奎星笔在面积较小的腧穴上施术，如翳风、人中、隐白等穴。

（四）运转手法

行杵时，七曜混元杵或五星三台杵的杵针针尖，或金刚杵和奎星笔的杵柄紧贴施术腧穴的皮肤，做从内向外，再从外向内（太极运转），或做顺时针、逆时针（左右运转）方向的环形运转。临床上根据施术腧穴部位的不同，运转手法亦不同。八阵穴多做太极运转，河车路多上下或左右运转，一般腧穴多做左右运转。

（五）分理手法

行杵时，杵针柄或杵针针尖紧贴施术腧穴的皮肤，做左右分推，此为分，上下推退，则为理。该法又称分筋理气法，一般多用于八阵穴和河车路及面积较大的腧穴。该手法以分理致皮肤潮红为度。

四、李氏杵针补泻手法

杵针疗法的手法补泻，以补虚泻实，祛邪扶正，调理气机，平衡阴阳，防病治病为目的，与针刺补泻有异曲同工之妙。李氏宗历代针砭之圣理，发扬师传之奥微，深明临床之心得，概括杵针补泻手法如下。

（一）升降补泻法

补法：杵针针尖点压腧穴后，向上推动，则为补法。

泻法：杵针针尖点压腧穴后，向下推动，则为泻法。

（二）开阖补泻法

补法：杵针针尖点压在腧穴上，由浅入深，渐进用力，向下进杵，渐退出杵，则为补法。

泻法：杵针针尖点压在腧穴上，由深渐浅，迅速减力，向上提杵，则为泻法。

（三）迎随补泻法

补法：随经络气血循行或河车路气血的循行、太极运行方向行杵者，则为补法。

泻法：逆经络气血循行或河车路气血的循行、太极运行方向行杵者，则为泻法。

（四）轻重补泻法

补法：凡轻浅行杵者，则为补法。

泻法：凡重深行杵者，则为泻法。

（五）徐疾补泻法

补法：凡快而轻的手法，为补法。

泻法：凡重而慢的手法，为泻法。

（六）平补平泻法

行杵轻重快慢适中或迎随、升降、开阖均匀者，则为平补平泻法。

李氏杵针补泻手法，可以补法、泻法单独使用，也可补泻手法结合运用。如若补之，宜轻而快行杵；若泻之，可重而慢行杵。余如升降、开阖、迎随亦"调气之方，必在阴阳者"（《难经·七十二难》）。"补泻无过其度"（《灵枢·五禁》）。然久泻之中潜有补济之气；久补之内，寄于泻夺之机，故开中有阖，升中有降，适造化之神机，若明其理，思过中矣。

五、杵针治疗时间

杵针治疗时间一般为 30 分钟，对一些特殊病证，如急、慢性痛证，痿证，痹证等，可以适当延长。

巴蜀名医遗珍系列丛书

六、杵针治疗注意事项

杵针治疗是不刺入皮肤、肌肉之内，故一般无针刺治疗之晕针、滞针、弯针、断针及刺伤内脏，发生血肿、气胸等异常情况的发生。但在临床施行杵针治疗时要注意以下事项。

1. 患者过于饥饿、疲劳，不宜立即进行杵针治疗。

2. 治疗前出示杵针工具，说明杵针治疗无痛、无创伤，以消除患者的精神紧张。然后选择适宜的治疗体位和治疗腧穴，开始杵针治疗。总之，以患者精神安静，肌肉松弛，体位舒适为宜。

3. 医者应静心息虑，行杵时应留神行杵，使杵力均匀，行杵有度。

4. 妇女怀孕3个月以上者，腹、腰、骶部位禁杵。

5. 小儿囟门未合者禁杵。

6. 皮肤有感染疮疖、溃疡、瘢痕或有肿瘤的部位禁杵。

7. 杵针治疗时要防止损伤肌肤，挫伤脏器，如胸胁、腰、背、头枕部等行杵时用力不宜过重，以免挫伤肺、脾、肾、髓海等脏器。在行杵时，可根据患者的杵针感应，及时调节行杵的轻重缓急。

8. 乳根、食窦、头面部诸穴，均不宜用杵针重刺。对头面五官及四肢面积小的腧穴，只宜用行奎星笔（或金刚杵）点叩、开阖手法，一般不做运转、分理手法。

9. 杵针手法过重，引起患者局部皮肤青紫时，一般不必处理，可以自行消退。

第四章　李氏杵针疗法证治概要

第一节　辨证论治

《灵枢·九针十二原》说："凡将用针，必先诊脉，视气之剧易，乃可以治也。"杵针在临床治疗时，认识和处理疾病的方法，与其他各科基本相同，也即是辨证论治。杵针疗法以脏腑、经络理论为指导，应用四诊方法诊察病情，进行分析归纳，明确疾病属阴属阳、属表属里、属寒属热、属虚属实、在脏在腑，以及病位的深浅、病情缓急，据此拟定治则、治法，进行处方配穴，或补或泻，以通其经络，调其气血，祛病疗疾。

第二节　脏腑、经络辨证

《素问·调经论》说："五脏之道皆出于经隧，以行血气，血气不和，百病乃变化而生，是故守经隧焉。"喻嘉言亦认为："凡治病不明脏腑经络，开口动手便错。"这都说明医者辨证论治，必须以脏腑、经络的理论为指导，尤其是杵针疗法，掌握脏腑、经络辨证机理，对其杵针治病更有重要意义。

一、肺与大肠

1. 肺　肺居胸中，开窍于鼻，司呼吸，而主一身之气，外合皮毛。上与喉鼻相通，其脉与大肠联络而为表里。肺为娇脏，不耐寒热，故当外邪由口鼻或毛皮侵入，每先犯肺，而致肺的宣发功能失职，即可导致疾病。若外感风寒，肺卫失宣，则多见恶寒发热，头痛骨节酸痛，无汗，鼻塞流涕，咳嗽而痰涎稀薄，舌苔薄白，脉浮紧等，治当取肺脏相应的八阵穴和河车路穴，配以手太阴和阳明经腧穴，杵针用泻法。若邪热蕴肺或风寒化热，其症多见咳嗽，气息喘促，痰多黄黏，胸闷、胸痛，身热口渴，或致鼻渊、鼻衄、喉痹，舌干质红而苔黄，脉数等。治宜取肺脏相应的八阵穴和河车路穴，配以手太阴和阳明经腧穴，杵针用泻法。若湿痰内阻，痰浊壅肺，则可见咳嗽气喘，喉中痰鸣，痰稠而量多，胸胁支满、疼痛，倚息不得安卧，舌苔白腻或黄厚，脉多见滑或滑数，治宜取肺脏相应的八阵穴和河车路穴，配以手太阴、足太阴和足阳明经腧穴，杵针用泻法。若邪热伤及肺阴，症见咳嗽，咽干，痰中带血，潮热，盗汗，舌质红而少苔，脉多细数等。治宜取肺脏相应的八阵穴和河车路穴，配以手太阴和足少阴经腧穴，杵针用补法或平补平泻法。若肺气亏虚，则见咳嗽气短，痰液清稀，形寒自汗，倦怠懒言，面色白，舌质淡而苔白，脉象虚弱，治宜取肺脏相应的八阵穴和河车路穴，配以手太阴、足太阴经腧穴，杵针用补法，或配合灸法。若风寒湿邪袭及经络，则可见其经脉循行部位发生酸楚疼痛，或现拘急，或痿软麻木不仁，肩臂痛等，治宜取局部的八阵穴，配以手太阴经腧穴，杵针平补平泻。若属热邪上冲，可致鼻衄、喉痹、缺盆中痛等，治宜取河车路府椎段（风府致大椎），并配以手太阴、阳明经腧穴。杵针用泻法。

2. 大肠　大肠居腹腔内，其经脉络肺而为表里，为传导之官，主要功能是传送食物糟粕，使其变化为粪便排出体外，若大肠传导变化功能失常，即可导致疾病。若寒邪外侵或内伤生冷，其症多见腹胀肠鸣，大便泄泻，舌苔白腻，脉多沉迟，治宜取大肠相应的腰阳关八阵和河车路命强段（命门至长强），并配以手阳明经的募穴为主，杵针用平补平泻法。若热邪袭于大肠，其症多见大便臭秽，肛门热痛，或便下鲜血，或痢下赤白；若热郁大肠而致痈肿，则腹痛拒按，而右足屈而不伸，舌苔多黄燥，脉象滑数，治宜取命门八阵和腰阳关八阵，河车路命强段（命门至长强），并配以手足阳明经腧穴和大肠的募穴、下合穴等，杵针泻法治之。若久泻不止或痢下久延，而致大便失禁，或肛门滑脱，舌淡苔薄，脉象细弱，治宜取命门八阵和腰阳关八阵，河车命强段。并配以足太阴、阳明及任、督脉腧穴，杵针用补法，或加悬灸。若积滞内停，邪壅大肠，其症多见大便秘结，腹痛拒按，或下痢不爽，里急后重，舌苔黄腻，脉象沉实或弦数，治宜取命门八阵、腰阳关八阵、河车路命强段（命门至长强），并配以手足阳明经腧穴，杵针用泻法。若风寒闭阻经络，其经脉循行部位可见酸楚、疼痛、痿痹不用，麻木，臂痛不举，治宜取病变部位的八阵穴，并配合本经腧穴，杵针用平补平泻法，并可加悬灸。若热邪随经上逆，则可见头痛，目黄，齿痛，颊肿，唇吻瞤动，口㖞，衄血，咽喉肿痛，口臭，舌苔黄，脉多弦数，治宜取局部病变的八阵穴，并配以手、足阳明经腧穴位，杵针多用泻法。

二、脾与胃

1. 脾　脾与胃同居腹中，其脉与胃相联络而为表里，在体为肉，开窍于口。脾胃对饮食有受纳、腐熟、消化、吸收及输布的功能，为气血生化之源。五脏六腑、四肢百骸皆以受养，故为后天之本。脾主运化，以上升为顺，胃主受纳，以下降为顺，二者共同完成其升清降浊的功能。若脾气受损，运化失常，则可见呕吐，腹胀，便溏，面色无华，体倦乏力，少气懒言，甚则四肢不温，足跗浮肿，完谷不化，舌淡苔白，脉象濡弱等。治宜取至阳八阵和脊中八阵、河车路阳命段（至阳至命门），并配以足太阴、阳明经腧穴及募穴，杵针用补法，可以配合灸法。若湿热互结，中焦受阻，可见脘腹痞满，或疼痛，肢体困重无力，或面色黄而溺赤，舌苔白腻，脉象滑数或濡数等。治宜取至阳八阵和脊中八阵、河车路阳命段（至阳至命门），并配以足太阴、阳明经腧穴及小肠募穴，杵针用泻法或平补平泻法。若脾阳衰弱，水湿不化，可见完谷不化，小便清长，四肢清冷，或见便血，或见月经漏下，或带下绵绵，舌淡苔白，脉象沉迟。治宜取至阳八阵、命门八阵、河车路阳命段（至阳至命门），并配以脾、胃募穴和足太阳、阳明及任脉腧穴。杵针用补法，并可加灸法。若风寒湿邪伤及经络，则可见其经脉循行部位肿痛，四肢屈伸不利，痿痹不仁，舌强不语，半身不遂等。治宜取病变部位的八阵穴，并配以该经腧穴。杵针用平补平泻法，并可加悬灸。

2. 胃　胃与脾以膜相连，同居中焦，其脉络脾，若胃受纳失常，则可见食少纳呆，脘部痞闷，呃逆，呕吐，气馁少力，唇舌淡红，脉象软弱。治宜取至阳八阵、脊中八阵、中脘八阵、河车路阳命段（至阳至命门），并配以足阳明经腧穴及募穴。杵针用补法，并可加灸法。若胃阳不足，寒邪偏盛，则可见胃脘胀痛，泛吐清水，每喜热饮，舌苔白滑，脉象沉迟。治宜取至阳八阵、脊中八阵、中脘八阵、河车路阳命段（至阳至命门），并配以足阳明、太阴、手厥阴经腧穴及其募穴。杵针用补法，并可配合灸法。若邪犯阳明，热蕴于胃，则可见身热，口渴引饮，喜冷恶热，恶人与火，易惊，谵妄，狂，或食入即吐，或大便燥结，舌苔燥，脉洪大有力。治宜取天谷八阵、至阳八阵、河车路椎至段和阳命段（大椎至至阳、至阳至命门），并配以手、足阳明经腧穴。杵针用泻法。若风寒湿邪侵袭经络，或脾胃蕴热循经上逆，则可见口唇生疮，口臭，颈肿，喉痛，齿痛龈肿，鼻渊，鼻衄，缺盆中痛，乳中肿痛，半身不遂，下肢经脉循行所过部位麻木不仁，或痿痹不用。治宜取局部病变的八阵穴，并配以本腧经穴，杵针用泻法或平补平泻法，并可配合灸法。

三、心与小肠

1. 心　心居胸中，心包为其宫城，其脉络小肠，而为表里，在体为脉，开窍于舌。心为一身之主，主血脉，司神明，是维持人体生命和精神思维活动的中心，故凡外感六淫，或内伤七情而影响心时，都可引起病变。若思虑过度，劳伤心神而致心阳不足，则可见心悸，胸闷，短气，心痛，面色无华，舌淡苔白，脉细弱或虚大无力。治宜取神道八阵、河车路椎至段（大椎至至阳），并配以本脏募穴和腧穴及手厥阴经腧穴。杵针用补法，并可加灸法。若营血亏损，阴精暗耗而致心阴亏虚时，则可见心悸，心烦，少寐或多梦，甚或健忘，遗精，舌干质红苔少，脉细数。治宜取神道八阵、河车路椎至段（大椎至至阳），并配以手厥阴和手足少阴经腧穴，杵针用补法或平补平泻法，并配合灸法。凡抑郁不遂，五志化火，痰火内扰时，则可见心悸，不寐，心胸烦热，或为癫狂，或为痴呆，语无伦次，哭笑无常，或见面赤，口渴，或见吐血，衄血，小便赤热，溲血淋痛，舌质红而苔黄，脉多滑数。治宜取天谷八阵、神道八阵、河车路椎至段（大椎至至阳），并配以手少阴、厥阴、足阳明经腧穴。杵针用补法，或平补平泻法。若心火循经上炎，则可见口腔糜腐，烦躁，喉痛，目赤肿痛，头痛，或为鼻衄，舌质红而苔黄，脉多弦数。治宜取天谷八阵、风府八阵、河车路椎至段（大椎至至阳），并配以手少阴经腧穴。杵针用泻法，或平补平泻法。若风寒湿邪外侵，可致经络闭阻，则可见胸痛，以及经脉循行部位疼痛、麻木不仁及肩胛冷痛等。治宜取神道八阵，并配以局部病变腧穴、手太阳经腧穴。杵针用泻法，或平补平泻法，并可配合灸法。

2. 小肠　小肠居于腹中，上接幽门，与胃相通，下接阑门，与大肠相连，其脉络心而为表里。小肠的功能主要是分清泌浊。若寒邪犯之，

巴蜀名医遗珍系列丛书

则可见小腹隐痛，肠鸣溏泄，小便频数，舌淡苔薄白，脉细而缓。治宜取脊中八阵、命门八阵、河车路阳命段（至阳至命门），并配以小肠募穴、小肠经腧穴。杵针用补法，并配合灸法。若心移热于小肠，或热结于本脏，则可见心烦，口舌生疮，咽痛，小便短赤甚至溺血，茎中痛，小腹胀痛，舌质红而苔黄，脉象滑数。治宜取腰阳关八阵、河车路命强段（命门至长强），并配合手少阴、太阳经腧穴及募穴。杵针用泻法。若邪袭经络，则可见目赤，咽痛，颌肿，耳聋，耳鸣，头项强痛，小腹痛连腰脐，以及经脉循行部位疼痛、麻木，痿痹不用等。治宜取天谷八阵、风府八阵，并可配合手太阳经腧穴。杵针用平补平泻法，并可配合灸法。

四、肾与膀胱

1. 肾 肾左右各一，位于腰部，主水，藏精，主骨、生髓，其脉络膀胱，而为表里。耳为肾之官，肾开窍于二阴，为先天之本，水火之脏。主统摄一身之水而封藏精液，为生长发育之源。若外感六淫之邪，或房劳过度而伤及肾，均可发病。若劳损过度，久病失养，可致肾气亏耗，封藏失权，可见面色淡白，腰脊酸软，腿足无力，阳痿早泄，溲多或遗尿，头昏耳鸣，或听力减退，形寒溲冷，舌淡苔白，脉弱无力。治宜取命门八阵、腰阳关八阵、河车路命强段（命门至长强），并可配本脏募穴、腧穴及任脉、督脉、足少阴经腧穴。杵针用补法，并可配合灸法。若肾气劳伤，无力纳气，则可见短气喘逆，动则尤甚，自汗懒言，头晕畏寒，两足逆冷，面浮色白，舌淡苔薄，脉细弱或浮而无力。治宜取命门八阵、腰阳关八阵、河车路命强段（命门至长强），并可配合本脏募穴、腧穴，以及任脉、督脉、足少阴经腧穴。杵针用补法，或加灸法。若病人久耗伤肾阳，不能温化水液，水气泛滥，则可见周身浮肿，下肢尤甚，甚则按之如泥，陷下不起，或大便溏薄，或水泛上逆而为咳逆上气，动则喘息，痰多稀薄，舌润滑而苔淡白，脉沉滑。治宜取命门八阵、腰阳关八阵、河车路命强段（命门至长强），并配合任脉、督脉、足少阴经腧穴。杵针用补法，并配合灸法。若房室不节，劳倦过度，或欲念妄动，肾阴耗伤，可见形体虚弱，头晕耳鸣，少寐健忘，多梦遗精，腰酸腿软，或现颧赤唇红，潮热盗汗，口干咽燥，梦遗；或干咳无痰，或痰中带血，舌红而少苔，脉多细数。治宜取天谷八阵、命门八阵、腰阳关八阵、河车路命强段（命门至长强），并配合足太阳、少阴经腧穴，或手太阴、少阴经腧穴。杵针用补法，或加灸法。若邪犯经络，则可见其经脉循行部位疼痛、酸重，或麻木不仁，痿痹不用。治宜取病变部位的八阵穴，配合本经腧穴。杵针用平补平泻法，或加灸法。

2. 膀胱　居于少腹，其脉络肾而为之表里，膀胱主要功能为贮藏津液，行气化水。若下焦虚寒，气化无权，则可见小便频数，或是遗溺，舌苔白滑，脉象细弱。治宜取命门八阵、腰阳关八阵、河车路命强段（命门至长强），并配合本脏募穴、腧穴和足太阳、少阴经腧穴。杵针用补法，或加灸法。若实热蕴结本脏，则可见小便短涩不利，溺黄赤而混浊，或淋涩不畅，或闭而不行，或兼见脓血砂石，茎中热痛，舌红而苔黄，脉象滑数。治宜取命门八阵、腰阳关八阵、河车路命强段（命门至长强），并配合足三阴经、太阳经腧穴和任脉经腧穴。杵针用泻法或平补平泻法。若风寒外袭，伤及经络，则可见项部、背、腰尻等经脉循行部位疼痛、酸楚，或拘急，或痿痹麻木不用等。治宜取病变部位八阵穴，并配合本经腧穴。杵针用平补平泻法，或加用灸法。

五、心包与三焦

1. 心包　心包居胸中，位于心之外围，有护卫心神的作用，其脉历络

巴蜀名医遗珍系列丛书

三焦，而与之为表里，其病机与临床所见症状、治疗方法，每与手少阴心经雷同，不复赘言。若外感风寒湿邪，伤其经脉，则多见心胸疼痛而牵引腋下，心烦，腋肿，以及其经脉循行部位疼痛、麻木、痿痹不用、手掌发热等。治宜取病变部位八阵穴，并配以本脏腧穴。杵针用平补平泻法，并可加灸法。

2. 三焦　三焦是上、中、下三焦的总称，其脉络心包而为表里，与肺、脾、肾、膀胱的关系最为密切。人体津液的正常输布及代谢等，都有赖于三焦的气化作用，若其气化功能失常，可导致水液内停，则可见肌肤肿胀，腹中胀满，气逆腹冷，或遗尿，小便失禁，舌苔白滑，脉象沉细或滑。治宜取命门八阵、腰阳关八阵、河车路命强段（命门至长强），并配以本脏募穴、腧穴及任脉腧穴。杵针用补法，或加用灸法。若湿热蕴结于里，水液潴留，则可见身热气逆，肌肤肿胀，小便不利，舌质红而苔黄腻，脉象滑数。治宜取命门八阵、腰阳关八阵、河车路命强段（命门至长强），并配合本经募穴和腧穴及三阴经腧穴。杵针用泻法。若风寒湿邪闭阻经络，则可见其经脉循行部位酸胀疼痛、麻木，肢体痿痹不用，若风热外袭或内热上冲，可使经气闭塞，则可见头晕，耳鸣，暴聋，目赤眦痛，颊肿，喉痹，瘰疬，胁痛，甚至大便秘结，小便黄赤，舌质红而苔黄，脉象弦数。治宜取病变部位八阵穴，并配合手足少阳经腧穴。杵针用平补平泻法，或加用灸法。

六、肝与胆

1. 肝　居于胁下，主筋，藏血，开窍于目，其脉络胆，而为之表里，上连目系，交于颠顶，其性刚强，喜条达而恶抑郁，凡精神情志之调节，与肝有密切关系。若情志所伤，肝气郁结，则可见胁肋疼痛或走窜不定，胸闷不舒，易怒，食欲不振，干呕，气逆喉中如物梗塞，或呕吐吞酸，或吐出黄水，或腹痛便泄，舌苔淡黄，脉多弦长。治宜取至阳八阵、筋缩八阵、河车路阳命段（至阳至命门），并配以足厥阴、少阳、阳明、太阴经腧穴。杵针用平补平泻法，或可加灸法。若气郁化火，肝火上炎，则可见头目胀痛，或头晕目眩，或目赤红肿，心烦不寐，易怒，耳鸣，耳聋，吐衄，舌红苔黄，脉多弦数或弦而有力。治宜取至阳八阵、筋缩八阵、河车路阳命段（至阳至命门），并配以足厥阴经腧穴。杵针用平补平泻法，或可加灸法。急性者可配以三棱针十二井穴放血。若肾阴不足或肝火伤阴，则可见眩晕头痛，耳鸣耳聋，视物不明或雀目，善恐，肢体肌肉瞤动，口燥咽干，午后潮热，舌红少津，苔少，脉象细弦或弦数，治宜取天谷八阵、至阳八阵、河车路阳命段（至阳至命门），并配以足厥阴经、少阳经、少阴经腧穴。杵针用补法，或平补平泻法，或加用灸法。若寒邪袭于经络，则可见少腹冷痛，疝气，睾丸偏坠而痛，遇寒加剧，遇热稍安，或其经脉循行部位疼痛、麻木、转筋拘急、掣痛等，舌淡苔白，脉弦紧。治宜取病变部位的八阵穴，并配以本经腧穴。杵针用补法，并可加灸法。

2. 胆　　胆附于肝，其脉络肝而为表里，其性刚直果断，胆为中精之府，贮藏胆汁，若因湿热之邪而致胆液疏泄功能失调，则可见头痛目眩，口苦咽干，耳鸣耳聋，胁肋胀满疼痛，寒热往来，黄疸，呕吐苦水，舌红苔黄腻，脉象弦数或弦滑。治宜取天谷八阵、至阳八阵、河车路阳命段（至阳至命门），并配以本脏募穴、腧穴及足少阳经腧穴。杵针用泻法。若胆气虚弱，则可见易惊善恐，胆怯，善叹息或夜寐不安，视物不清，或头晕欲呕，舌苔薄滑，脉象弦细。治宜取天谷八阵、至阳八阵、河车路阳命段（至阳至命门），并配以足少阳、手足厥阴经腧穴。杵针用补法，并可加灸法。若外感风寒或湿邪阻滞经络，则可见经脉循行部位疼痛、麻木不仁等，脉弦紧，舌苔薄白。治宜取病变部位八阵穴和该经脉腧穴。杵针用补法，或平补平泻法，并可加灸法。

第三节　杵针治疗原则

一、阳多泻，阴多补

阴阳，是中医的基本理论核心，也是八纲中的总纲。《素问·阴阳应象大论》说："善诊者，察色按脉，先别阴阳。"一般说来，病在表、在腑、属实、属热者，为阳；病在里、在脏、属虚、属寒者，为阴。《灵枢·寿夭刚柔》说："审之阴阳，刺之有方，得病所始，刺之有理。"临床上，阳证多实热，杵针宜用泻法；阴证多虚寒，杵针宜用补法。

二、表宜轻快，里宜重慢

表里，一般是指疾病所在部位的深浅而言。病在经络、皮肉者，属表；病在脏腑、筋骨者，属里。《素问·刺要论》说："病有浮沉，刺有浅深。"病在表者，杵针操作时宜用轻而快的手法；病在里者，杵针操作时宜用重而慢的手法。

三、寒加温灸，热用泻

寒热，是指疾病的性质而言。一般说寒证是人体阴气盛或阳气虚而不能抵御寒邪而导致的疾病，杵针治疗时多加温灸。热证是人体阳气盛或阴液不足不能抗御热邪而导致的疾病，杵针治疗多用泻法，一般不加用灸法。

至于寒热夹杂、真寒假热、真热假寒等，则宜一一详辨，临床时根据病机灵活施治。

四、虚多用补，实多用泻

虚实，是指人体正气的盛衰和病邪的消长而言。虚，泛指人体阴阳、脏腑、经络、气血不足而导致的疾病。《素问·通评虚实论》说："精气夺则虚。"杵针治疗时当用补法，并可加用灸法。《素问·通评虚实论》说："虚则补之……无问其数，以平为期。"实，是邪气的旺盛或人体功能的过度亢盛。《素问·通评虚实论》说："邪气盛则实。"《灵枢·根结》说："形气有余，病气有余……急泻之……故曰有余者泻之。"大凡形实、邪实所导致的病变，杵针治疗时多用泻法。

至于虚中有实、实中有虚，则应根据虚实的轻重，采用先补后泻或先泻后补，或补泻兼施，或平补平泻，灵活施治。

第四节　处方配穴

处方配穴恰当与否，与杵针治疗效果密切相关。临床上应根据中医基本理论，在辨证施治的原则指导下，结合腧穴的功能、特性，严密组织，进行配穴处方，做到有方有法、灵活多变。

杵针治病范围广泛，腧穴繁多，一穴可治数病，一病可用数穴，学习者难以掌握。我们以脏腑经络为指导，按照"病随经所在，穴随经而取"，"经脉所过，主治所在"，"本经有病本经求"，"循经取穴"等原则，概括为如下几种配穴方法，既可分别运用，亦可合并处方。配穴多少应按病情需要而定，一般以 3～5 穴为宜。要做到配穴精当，首先要做到辨证准确。

一、八阵、河车取穴法

八阵、河车取穴法是取病变脏腑相应的八阵穴和河车路穴，以治疗该脏腑的病变。例如，心肺病变，取相应的身柱八阵、神道八阵和河车路椎至段；脾胃有病，取至阳八阵、中脘八阵和河车路至命段。

巴蜀名医遗珍系列丛书

二、近部取穴法

近部取穴法，是根据每一腧穴都能治疗所在部位的局部和相邻部位的病症这一普遍规律提出来的，多用于治疗体表部位明显和较局限的症状。例如，鼻病取迎香；口㖞取颊车、地仓；胃病取中脘八阵、梁门；耳鸣、耳聋取翳风、听宫、听会；头痛取天谷八阵、头维、上星、风池等。《灵枢·厥病》说："头痛……有所击堕，恶血在于内；若肉伤，痛未已，可则刺，不可远取也。"亦说："耳鸣取耳前动脉。""百症赋"说："悬颅、颔厌之中，偏头痛止。"这些都是近部取穴的范例。

三、远部取穴法

远部取穴法是根据阴阳、脏腑、经络学说等中医基本理论和腧穴的主治功能提出来的，是在病痛较远的相应部位取穴。有以下几种取穴方式。

（一）上病下取，下病上取

上是指腰以上，下是指腰以下，即病在上部则在下部取穴治疗，病在下部则在上部取穴治疗。例如，头痛、鼻血取涌泉、太冲；胃脘痛、消化不良取足三里、公孙等，即为上病下取；阴挺、脱肛、内脏下垂取百会八阵；腿足病取风府等，均为下病上取。正如《灵枢·终始》所说："病在上者下取之，在下者，高取之，病在头者，取之足，病在腰者取之腘。"

（二）左病右取，右病左取

左右是指身体左侧、右侧，就是病在左侧取右侧穴位治疗，或病在右侧取左侧穴位治疗。例如，左侧牙痛，取右侧合谷治疗；半身不遂、口眼歪斜等，病在左侧的取右侧穴，病在右侧的取左侧穴位治疗。

（三）中病旁取，旁病中取

中指躯干，旁指四肢，就是病在躯干而在四肢取穴治疗，或病在四肢而取躯干穴位治疗。例如，心、胸、胃病，取内关、公孙治疗；牙痛取两合谷、内庭治疗；痛经取两三阴交、合谷治疗；胁肋痛取两内关、阳陵泉治疗，此为中病旁取的方法。上肢病取风府八阵、大椎八阵治疗；下肢病取命门八阵、腰阳关八阵治疗，此为旁病中取的方法。

（四）阴病取阳，阳病取阴

阴是指胸腹部和阴经，阳是指腰背部和阳经。根据阴阳经络，气相交贯，脏腑腹背，气相通应的关系，提出"从阴引阳，从阳引阴"的法则，也就是说六腑阳经病，取属阴的腹募穴治疗；或五脏阴经病，取属阳的背俞穴治疗，亦即俞募配穴法或前后配穴法。例如，泄泻、痢疾取天枢、神阙；胃脘痛取中脘八阵、梁门；癃闭取中极、石门八阵，此为阳病取阴。咳嗽、胸满取身柱八阵、神道八阵、河车路椎至段；遗精、阳痿取命门八阵、腰阳关八阵、河车路命强段等，此为阴病取阳。

四、随证取穴

随证取穴又叫对证取穴，或辨证取穴。是根据中医理论和腧穴功能主治而提出的。它与近部取穴、远部取穴有所不同，近部和远部取穴都是以病痛部位为依据，但对于发热、自汗、盗汗、虚脱、失眠、多梦等全身症状，并不能完全概括，这些病症可采用随证取穴法。《难经·四十五难》说："腑会太仓，脏会季肋，筋会阳陵，髓会绝骨，血会膈俞，骨会大杼，脉会太渊，气会膻中。"这些腧穴都与某一方面的病症有密切关系，临床上可以随证选取。如属气病的胸闷、气促等可取膻中八阵；血虚或慢性出血疾病取膈俞和膈俞相应的八阵穴和河车路；

筋病可取阳陵泉等。又如外感发热取大椎八阵、合谷、曲池等以清热解表；昏迷急救取人中、内关、天谷八阵以醒神开窍；阴虚发热、盗汗取阴郄、复溜以滋阴清热而止汗等，都属于随证取穴的范畴。

五、处方注意事项

（一）处方应精简

配穴处方，选穴不宜过多，总之要辨证明确，针对性强，提倡少而精的处方原则，才能达到功专效宏的目的。一般以选取 3～5 个穴位为宜。杵针治疗一般以八阵穴和河车路为主，适当配以相关的腧穴即可。

（二）处方要交换

一个穴位或一个处方，不宜杵刺的时间过长，一般 3～6 天交换 1次，若慢性疾病，一时难于见效者，可选择相关穴位组成 2～3 组，轮换交替治疗，这样可以提高疗效。

（三）把握时机

把握有利时机，是取得治疗效果的关键。第一，应争取早期治疗，防止病情迁延和加重。第二，对某些周期性发作性疾病，要抓住关键时机治疗，如痛经、疟疾、发作性哮喘等，应在发作前治疗，以提高疗效。

（四）拟订疗程

杵针治疗的疗程可根据病情情况而定，一般 6 次为 1 个疗程，若病情缓慢者，可以选择若干个穴位，组成 2～4 个处方，交替治疗，可以连续治疗 4～6 个疗程。

（五）综合治疗

杵针治疗可以单独应用，在疾病需要时还可配合针、灸或其他治疗方法，如药物、按摩、敷贴、温熨、气功、熏洗等综合治疗，以提高疗效。

第五章 李氏杵针疗法临床应用

第一节 内科病症

一、感冒

感冒是风邪侵犯人体所引起的以头痛、鼻塞、流涕、喷嚏、恶寒、发热等为主要临床表现的常见外感疾病，俗称伤风。

本病四季均可发生，尤以冬、春两季气候骤变时为多。在病情上有轻有重，轻者称为伤风感冒，重者称为时行感冒。本病有一定的传染性，可引起广泛流行。

现代医学中的普通感冒、上呼吸道感染、流行性感冒，临床上可参照本病进行辨证施治。

【病因病机】

感冒的病因是感受风邪所致，但风邪多与寒、热、暑湿之邪夹杂为患，秋冬多感风寒，春夏多感风热，长夏多夹暑湿。肺司呼吸，外合皮毛，开窍于鼻，感冒风邪自口鼻而入，故呈现一系列的肺卫症状。

由于外邪有偏寒、偏热和夹湿的不同，故感冒的病机亦随之而异。偏寒则寒邪束表，毛窍闭塞，肺气不宣；偏热则热邪犯肺，肺失清肃；夹湿则阻遏清阳，留连难解。素来阳气虚弱的患者，汗解后卫阳不固，每多反复感冒。阴虚血少的患者，因津液亏少，不能作汗而解，故往往变证丛生。小儿体质娇嫩，传变尤速，常可出现高热神昏、抽搐等症，宜与其他热病加以鉴别。

巴蜀名医遗珍系列丛书

【辨证施治】

1. 风寒感冒

证候：头痛，四肢酸楚，鼻塞流清涕，咽痒咳嗽，咯稀痰，恶寒发热（或不发热），无汗，脉浮紧，舌苔薄白。

治法：祛风散寒，宣肺解表。

处方：风府八阵、大椎八阵；列缺、风门、风池、合谷。

手法：杵针用平补平泻法，并可配合灸法。

方义：多取手太阴肺经、手阳明大肠经、足太阳膀胱经、督脉经穴位为主。肺合皮毛，寒邪束表，取肺经络穴列缺，以宣肺气而止咳嗽。太阳主一身之表，取风门以疏调太阳经气，散风寒解表邪，以治恶寒发热、头痛酸楚。阳维主阳主表，故取足少阳、阳维脉会穴风池，以疏解表邪。太阴、阳明为表里，故取阳明原穴合谷，以祛邪解表。督脉主阳，阳主表，故取督脉经的风府八阵、大椎八阵以解表。诸穴合用，以收散风寒、宣肺气之功。

加减：头痛甚者，加太阳、印堂；鼻塞涕多者，加迎香、上星；咳喘甚者，加喘息、肺俞；体倦神疲，气短懒言，舌淡脉弱者，属气虚，加足三里、气海；形寒肢冷，面白，舌质淡胖，脉沉弱者，属阳虚，加命门、关元。

2. 风热感冒

证候：发热汗出，微恶寒，头胀痛，咳嗽痰稠，咽痛，口渴，鼻燥，目赤，脉浮数，舌苔薄微黄。

治法：疏散风热，清利肺气。

处方：风府八阵、大椎八阵、身柱八阵；曲池、合谷、鱼际、外关。

手法：杵针用泻法，或平补平泻法。

方义：外关为手少阳经之络，通于阳维，可散阳邪以解表清热。肺与大肠相表里，故取大肠经的合谷、曲池，可以利肺气，解热邪。鱼际为肺经荥穴，可清肺利咽。督脉统率诸阳，阳主表，风府八阵、大椎八阵、身柱八阵，有疏表宣肺之功。诸穴配伍，具有疏散风热，清利肺气的作用。

加减：咽喉肿痛甚者，加少商、商阳，点刺出血；若心烦，咽干口渴，手足心热，舌质红，脉细数，属阴虚感冒，加太溪、复溜、足三里；兼头昏痛，心悸，面色不华，唇爪色淡，舌淡，脉弱，属血虚感冒者，加血海、三阴交、复溜。

3. 暑湿感冒

证候：恶寒发热，身热不扬，汗少而黏，头身重痛，咳嗽不甚，痰白而黏，胸闷脘痞，纳呆呕恶，口中淡腻，大便溏，小便短黄，脉濡缓，苔腻。

治法：清暑化湿，解表和里。

处方：风府八阵、大椎八阵、身柱八阵；尺泽、大杼、合谷、支沟、阳陵泉、中脘。

手法：杵针用泻法，或平补平泻法。

方义：暑湿伤表，肺卫失和，故取肺经和大肠经的尺泽、合谷，以宣肺解表，清化湿热。暑湿内犯，运化失常，升降失调，故取阳陵泉、中脘，以助运化、利水湿，使湿从内解。支沟为手少阳经穴，可通调三焦气化。太阳主表，大杼为清解暑热要穴，外可助消暑，内可助化湿。督脉主阳，阳主表，故取风府八阵、大椎八阵、身柱八阵，以解表宣肺化湿。全方具有解表和里、清暑化湿之功。

加减：热重者，加曲池、外关；便溏者，加天枢、足三里。

二、咳嗽

咳嗽是常见的肺脏疾病，亦是其他肺脏疾病的主要症状之一。咳指肺气上逆作声，嗽指咯吐痰液。咳嗽不仅是肺脏疾病，而且与其他脏腑有密切的关系。《素问·咳论》说："五脏六腑皆令人咳，非独肺也。"

咳嗽有急性和慢性之分，前者为外感咳嗽，后者多属内伤咳嗽。外感咳嗽调治失当，可转为慢性咳嗽。内伤咳嗽感受外邪，亦可急性发作。慢性咳嗽迁延日久，或年老体弱，脏气大伤，则可并发喘息，成为咳喘。

西医学的急慢性气管炎、支气管扩张、上呼吸道感染，均可参考本病论治。

【病因病机】

若外感咳嗽，多因气候冷热急剧变化，人体卫外功能不强，风寒、风热之邪乘虚侵袭肺卫，以致肺气不宣，清肃失常而成。

内伤咳嗽，多因咳嗽反复发作，久伤肺气，肺虚及脾，脾虚生湿，湿盛生痰，湿痰上渍于肺，肺气不降而致。或因情志刺激，肝失条达，气郁化火，上逆于肺，肺受火灼，均能导致咳嗽反复发作。

总之，无论外邪侵袭脏腑功能失调，还是病及肺脏，导致肺气宣降功能失常者，均可发生咳嗽。

凡外感咳嗽为新病，多属实证；内伤咳嗽为旧病，多属虚证。但亦有虚实夹杂者，施治当分标本缓急。

【辨证施治】

1. 外感咳嗽

（1）风热咳嗽

证候：咳嗽，痰稠色黄，身热头痛，口干咽痛，或恶寒发热，舌质红，苔薄黄，脉浮数。

治法：透表清热，宣肺止咳。

处方：身柱八阵、神道八阵、大椎八阵；河车路：大椎至命门段；合谷、曲池、列缺。

手法：杵针用泻法，或平补平泻法。

方义：肺主皮毛，司一身之表，故取身柱八阵、大椎八阵、神道八阵以疏风清热解表，并疏通河车路加强疏表宣肺之功。手太阴肺经与手阳明大肠经互为表里，故取合谷、曲池、列缺宣肺解表。诸穴配合，使肺气通调，清肃有权，则表邪解而咳嗽止。

加减：咽喉肿痛者，加少商、尺泽点刺，以清咽泄热，疏风解毒。

（2）风寒咳嗽

证候：咳嗽，痰稀色白，头痛发热，喉痒，苔薄白，脉浮紧。

治法：解表散寒，宣肺止咳。

处方：身柱八阵、神道八阵、大椎八阵；河车路：大椎至命门段；风池、合谷、列缺。

手法：杵针平补平泻法，并可配合灸法。

方义：同风热咳嗽。

加减：头痛甚者，加太阳、头维，以疏风散寒止痛。

2. 内伤咳嗽

（1）痰湿犯肺

证候：咳嗽，痰稠量多，胸脘痞闷，胃纳减少，舌质淡，苔白腻，脉濡滑。

治法：健脾化湿，调理肺气。

处方：身柱八阵、至阳八阵、中枢八阵；太渊、太白、丰隆。

手法：杵针用平补平泻法，可配合灸法。

方义："脾为生痰之源，肺为贮痰之器"，故取肺经原穴太渊，配身柱八阵、至阳八阵、中枢八阵以健脾化湿，补益肺气。又阳明胃经之络穴丰隆善化痰湿，配太白健脾，如此脾运得健，痰浊得化，肺脏得安，则咳嗽自止。

加减：咳嗽兼喘者，加定喘穴；胸脘痰多痞闷者，加足三里、内关等穴。

（2）肝火灼肺

证候：咳嗽，痰少而黏，气逆作咳，胸胁引痛，目赤面红，咽干口苦，舌质红，苔黄少津，脉弦数。

治法：泻肝清肺。

处方：身柱八阵、至阳八阵；河车路：大椎至命门段；经渠、太冲。

手法：杵针用泻法，或平补平泻法。

方义：太冲为肝经之原穴，配至阳八阵，有清肝泻火之功；肺经之经穴经渠配以身柱八阵，有清肺化痰之功。再配以河车路以疏肝理气，气顺则火清，火清则痰化，肺气调而咳止。

加减：咳逆咯血者，加孔最；咽喉干痒者，加照海。

〔按语〕

急、慢性咳嗽，与气候、饮食、情志有关，故宜注意保暖，忌食辛辣厚味，远烦戒怒，戒除烟酒，对本病有一定的预防意义。

三、哮喘

哮喘是一种突然发作的以呼吸喘促，喉间哮鸣有声为临床特点的疾病。本病俗称齁，又名齁喘，皆以症状命名。哮与喘有别：气促而连续不能以息者，谓之喘，以气息言也；喘促喉中如水鸡响者，谓之哮，以声响言也。然哮必兼喘，临床难以径分。本病多见于儿童和老人，每因宿有痰饮内伏，复感外邪或饮食不当而诱发。

【病因病机】

本病因外感不解，邪留肺系，或吸烟久熏气道，肺气与津液流通失常，日久则生痰浊；或因饮食不节，脾胃素虚，脾失健运，水谷精微酿生为痰；或七情不调，气机郁滞，或久病而脏腑功能失调，亦可致生痰浊。痰伏于内，胶结不去而致肺气失调，为哮喘病的宿根，宿根既伏，每因感寒冒雨、嗅吸异物、饮食不当，以及情志失调、劳倦等，均可引动蕴伏之痰饮，阻塞气道，痰遏肺气，使肺气宣发失调，肃降不得，气逆于上而喘促痰鸣。总之，痰伏于内，遇新邪引动而触发，壅于气道，使肺气宣降失调，是哮喘的基本病机。

哮喘初病多属实证，如反复发作，则转为虚证。肺虚则呼吸少气，自汗形寒；脾虚则中气不足，胸痞便溏；肾虚则摄纳无权，动则喘甚；累及心脏，则心阳不振，出现神昏、烦躁、紫绀、肢冷等危象。虚证在急性发作时，可出现气郁痰壅，阻塞气道，本虚标实证候。

【辨证施治】

本病在发作期，主要为气阻痰壅，遏于气道，表现为邪实之证。反复发作，肺气日伤，甚至累及脾肾，故缓解期多见本虚之证。

1. 发作期

证候：先见寒热头痛、鼻痒胸闷等症，突然呼吸急促，喉间哮鸣，咳痰胸闷，甚则出现张口抬肩，不能平卧，心慌，烦躁，唇紫面青，冷汗淋漓等危证。若喉中痰鸣如水鸡声，咳痰清稀，或色白如泡沫，舌质淡，苔白滑，脉浮紧，乃内外皆寒，此为冷哮。若痰鸣之声如曳锯，胸高气粗，痰黄稠黏，咯吐不利，口渴喜饮，舌红，苔黄腻，脉浮滑数者，乃为痰火壅盛，此为热哮。

治法：朱丹溪谓"既发以攻邪为主"，故以宣肺祛痰，利气定喘为治。

处方：身柱八阵、大椎八阵；河车路：大椎至命门段；列缺、尺泽、定喘、丰隆。

手法：杵针用泻法。

方义：列缺为肺经络穴，配肺经合穴尺泽，并配大椎八阵、身柱八阵以宣肺平喘。丰隆为胃经络穴，善于祛痰利气，并配河车路以宣肺降气，定喘穴以祛痰平喘。如此则痰豁气降，哮喘可止。

加减：若为冷哮者，加膻中八阵，并用灸法，或拔罐法；热哮者，加合谷、孔最；若出现哮喘危证，阳气欲脱者，加气海、关元、膻中、内关重灸，以回阳固脱，阳回之后再用杵针治疗。

2. 缓解期

证候：咳嗽痰多，短气乏力，面色白，自汗恶风，纳呆便溏，或腰膝酸软，盗汗，脑转耳鸣，舌淡胖嫩，脉弱。

治法：朱月溪谓"未发以扶正气为主"，故调补肺肾以固本，兼健脾化湿。

处方：身柱八阵、神道八阵、至阳八阵；河车路：大椎至命门段；肾俞、命门、气海、足三里、丰隆、太渊。

手法：杵针用补法，并可加灸法。

方义：身柱八阵、神道八阵用补法，以培补肺气；命门、肾俞、气海培补肾气，足三里、丰隆、至阳八阵健脾化痰，加上河车路以补益脾肺；太渊为肺经母穴，亦为补土生金以益肺气之义。

〔**按语**〕

哮喘甚者，要注意保暖，防止感冒。忌食易引起发作的食物，避免诱发因素。戒烟是减少发作和防止病情加重的条件之一。

四、肺痨

肺痨，今之肺结核，是一种慢性消耗性疾病。古代文献有"痨瘵""骨蒸""传尸"等名称。宋代严用和《济生方》指出："凡患此病者，传变不一，积年染痊，甚至灭门。"说明本病呈慢性过程，而且具有传染性。

【病因病机】

本病多由禀赋不足，抗病力减弱，以致感染痨虫，或常与肺痨病人接触而发病。其病变部位在肺，始则肺阴受损，肺失清肃濡润，出现咽燥、干咳。久延则耗损肾阴，以致肺肾同病，阴虚火旺，可见潮热面红；如虚火灼津，肺络损伤，可见盗汗，咯血。亦有肺病及脾者，则见神疲乏力、纳少、便溏等气阴两虚证候。

【辨证施治】

证候：以咳嗽、咯血、潮热、盗汗等为主症。初起微有咳嗽，疲乏，食欲不振，体重减轻，痰中偶带少量血丝，舌红苔薄，脉细数。

病程长者，咳嗽明显加剧，或干咳少痰，或痰多黄白不一，两颧及口唇艳红，午后潮热，口干多饮，咯血量增加，盗汗，失眠，胸闷作痛，男子失精，女子经闭，舌绛少苔，脉细数。

如未及时治疗，病情日趋严重，则可出现大量咯血，声音嘶哑，喘息抬肩，唇舌发绀，形体极度消瘦，或伴有下肢浮肿，食少，便溏等，甚至出现心悸、息微、肢冷汗出、脉细数无力等阴竭阳微危候。

治法：清热养阴，润肺杀虫。

处方：身柱八阵、神道八阵；河车路：大椎至命门段；尺泽、膏育、足三里。

　　手法：杵针用平补平泻法。

　　方义：肺痨为虚火灼津，阴虚肺燥之候。因此，其治法以清虚热，养阴液，润肺燥为主，兼以培中固本。取手太阴肺经合穴尺泽，配以身柱八阵泻肺经之热而治阴虚肺燥之证。膏肓为治肺痨之要穴，配以神道八阵调补肺气。取胃经合穴足三里，配以河车路，意在疏理肺脾，取培补后天之本义。

　　加减：胃纳不佳者，加中脘八阵，以健运中焦而醒脾；潮热者，配大椎八阵、太溪，以养阴泄热；盗汗者，配阴郄、复溜，以除骨蒸止盗汗；咯血者，配鱼际、膈俞（鱼际为手太阴荥穴，膈俞为血之会穴），以清泄肺热；若遗精、经闭者，配命门八阵、关元八阵、三阴交、血海等穴；音哑者，配照海；肢冷者，配关元八阵。

　　〔**按语**〕

　　肺痨即肺结核，杵针治疗时可酌情配合抗痨药，更能发挥其相辅相成的作用。本病的预后与体质强弱，病情轻重，治疗迟早有很大关系，故《外台秘要》谓"觉此后者，便宜急治"，提出了早期治疗的重要性。

　　五、呕吐

　　呕吐是脾胃失以和降，气逆于上所引起的病症。古人认为有声无物为呕，有物无声为吐，因两者时常并见，故合称呕吐。

　　呕吐可见于西医学的急慢性胃炎、贲门痉挛、幽门痉挛、胃扩张、胃神经官能症等病。

　　【**病因病机**】

　　胃主受纳腐熟水谷，以和降为顺。凡外感、内伤侵犯胃腑，和降失常，即可引起呕吐。或因恣食生冷甘肥及误食腐败食物，食积不化，胃气不降而成呕吐；或因素来脾胃不健，痰饮内扰，运化失常，津液不能四布，积于中脘，发为呕吐；或抑郁暴怒，肝气横逆犯胃，胃受其侮，饮食随气上逆而呕吐；或外感风寒暑湿之邪，循阳明经内犯胃腑，以致通降失职而为呕吐。

【辨证施治】

1. 伤食呕吐

证候：呕吐物多为未经消化的食物，气味臭秽，多腹胀满疼痛，吐后轻快，便秘，矢气臭秽，苔厚腻，脉滑实。一般有伤食病史。

治法：行气导滞，降逆和胃。

处方：至阳八阵；河车路：大椎至命门段；中脘八阵、足三里、璇玑。

手法：杵针用泻法。

方义：至阳八阵、河车路有行气导滞，消食和胃之功，再配以中脘八阵和胃降逆，足三里、璇玑以调理升降，并助运化。全方共同起到行气导滞、降逆和胃的作用。

加减：脘腹胀甚，便秘者，加中枢八阵、腰阳关八阵，以消食导滞。

2. 痰饮呕吐

证候：本病多见于脾胃虚弱者。症见脘痞，呕吐物以痰饮为多，吐后喜热饮，饮入肠中辘辘有声，伴面色少华、心悸头晕、易于疲乏、纳差等症，舌淡苔白腻，脉滑或濡。

治法：蠲饮化痰，降逆和胃。

处方：至阳八阵、中枢八阵；河车路：大椎至命门段；中脘八阵、丰隆、公孙、章门。

手法：杵针用平补平泻法。

巴蜀名医遗珍系列丛书

方义：至阳八阵、中枢八阵理气化痰，蠲饮降逆，和胃止呕，配以河车路理气化痰之功更强。脾募章门、胃募中脘，以健脾胃助运化，治脾胃之虚。气行则痰化，故又配丰隆善化痰饮，公孙以降逆气。全方共起蠲饮化痰，降逆和胃之功。

加减：寒痰者，加中脘、足三里、丰隆穴温灸，背部八阵穴可用杵针加灸；肠鸣腹胀者，加命门八阵、腰阳关八阵，以理气化饮，除满消胀。

3. 肝气犯胃呕吐

证候：多见胁痛吐酸，脘腹发胀，嗳气频频，多在食后精神受刺激时呕吐，往往以吐尽为快，轻症吐后无任何不适，但易于发作。病情典型者，平时性情多烦善怒，易于激惹。舌苔薄白，脉弦。

治法：疏肝理气，和胃降逆。

处方：至阳八阵、脊中八阵；河车路：大椎至命门段；太冲、阳陵泉、内关、中脘八阵。

手法：杵针用泻法，或平补平泻法。

方义：太冲为足厥阴肝经之穴，阳陵泉为足少阳胆经穴位，肝胆互为表里，二穴相配有疏肝解郁之功；再配以至阳八阵、脊中八阵、河车路，其疏肝解郁、理气和胃之功更显。内关调理气机，中脘八阵和胃降逆。各穴位相配，以收抑木培土、疏肝解郁、和胃降逆止呕之功。

加减：发病与情志明显相关者，加神门，以宁心定志；胁痛、胃痛甚者，加章门、梁丘等，以行气、和胃、止痛；泛酸干呕者，加公孙。

4. 外感呕吐

证候：外感呕吐临床上可分偏寒和偏热两大类。偏寒则呕吐暴急，吐出多为清水稀涎，胸脘懊恼，伴有恶寒发热、头痛、无汗、苔白、脉浮等症。偏热者见呕吐频繁，饮水进食即吐，吐出酸苦胆汁，口渴欲得冷饮，伴有头痛发热、舌红、苔黄、脉数等症。

治法：解表和中止呕。

处方：天谷八阵、至阳八阵；河车路：大椎至命门段。

偏热者取大椎、内庭、内关、中脘八阵；偏寒者取风池、三阴交、公孙、中脘八阵。

手法：杵针用泻法，偏寒可加灸法。

方义：偏热者，取大椎清热解表，配以天谷八阵以疏风清热。内庭、中脘八阵、内关以清热和胃，配以河车路、至阳八阵，以和胃降逆，理气止呕。

偏寒者，方取天谷八阵、风池以祛风解表，公孙、三阴交、中脘八阵、至阳八阵、河车路杵针加灸，以健脾温中，和胃降逆。共奏祛风解表，温中散寒止呕之功。

加减：干呕者，加间使；呕吐黄水者，加太冲、丘墟；头痛甚者，加太阳。

〔按语〕

杵针治疗呕吐有一定的效果，但上消化道严重梗阻、癌肿引起的呕吐及脑源性呕吐，有时只能是对症处理，应重视原发性疾病的治疗。

六、呃逆

呃逆，古称为"哕"，俗称"打呃"，是指气逆动膈，出于喉间，呃呃连声，声短而频，不能自止的一种病症。呃逆可偶然独发，其症轻微，短时间内可以自愈；亦可为他病之兼证，呈间隙或连续发作，其症多重，可迁延数月不愈。若重病而见呃逆者，多为土败木贼之兆，病危难治。

在西医学，本病主要指膈肌痉挛。肝硬化晚期、尿毒症发生的呃逆，多为重症，治疗困难，可采用综合治疗。若因腹部手术后而发生呃逆者，则增加创口疼痛，影响愈合。

【病因病机】

呃逆的发生，主要是胃气上逆所致。胃处中焦，上连胸膈，以通降为顺。若因饮食不节，过食生冷，中阳受损，或过食辛热炙煿而生胃热，气不顺行而逆上动膈；或情志不和，气机不利，上犯胃气，升降失常，气逆动膈；或脾肾阳虚，胃气衰败，清阳不升，浊阴不降，气逆动膈；或久病伤阴，或汗、吐、下太过，胃阴受损，虚火上炎，逆气动膈，从而发生呃逆。可见病因虽多，但病机总不外胃失和降，气逆动膈而致。

呃逆初起，呃声响亮有力，形神未衰，多属实证；久病呃逆，气怯声低无力，神疲形枯，多属虚证。

【辨证施治】

1. 实证

证候：呃逆初起，呃声响亮有力，形壮神旺。胃中寒冷者，遇寒则甚，得热则减，胃脘不适，苔白，脉迟缓。胃火上逆者，口臭烦渴，喜冷饮，便秘溲赤，苔黄糙，脉滑数。气滞痰阻者，呼吸不利，脘胁胀满，嗳气矢气，舌苔薄腻，脉弦滑。

治法：和胃降逆。

处方：至阳八阵；河车路：大椎至命门段；中脘、内关、上脘八阵、鸠尾。

手法：杵针用泻法，胃寒者加灸法。

方义：至阳八阵、鸠尾利膈降逆；内关、上脘八阵调和胃气，理气解郁；中脘是胃之募穴，能和胃降逆，更配以河车路以疏理气机，调和脾胃之气。

加减：胃中寒冷者，加胃俞、中脘八阵，杵针加灸；胃火上逆者，加足三里、内庭以清泻胃火；气郁者，加期门，以疏肝理气解郁。

2. 虚证

证候：脾胃阳虚者，呃逆声音低微，气不持续，形体羸瘦，面色少华，手足欠温，食少困倦，纳后腹胀，或泛吐痰涎，舌质淡胖，脉细或濡。胃阴不足，则虚火上炎，症见呃逆声断续而急促，口干咽燥，烦渴不安，消瘦，颧红，自汗，舌绛少苔，脉细而数。

治法：调补脏腑，和胃降逆。

处方：至阳八阵；河车路：大椎至命门段；膻中八阵、中脘八阵、足三里。

手法：杵针用补法，虚寒者加灸法。

方义：至阳八阵、中脘八阵调理脾胃，降气止呃；膻中八阵、足三里调气补虚，利膈止呃，配以河车路以利气止呃，调气补。共用则气调虚补，呃逆自止。

加减：脾胃虚寒者，加命门八阵、脾俞、胃俞、关元八阵，以补脾胃阳气；胃阴不足者，加胃俞、照海，以滋养胃阴。

〔按语〕

呃逆是多种原因引起的症状，是膈神经受刺激而引起的膈肌痉挛。杵针对呃逆有一定的疗效。如呃逆见于危重病后期，正气虚败，呃逆不止，饮食不进，出现虚脱倾向者，预后不良。

健康人偶因进食吞咽过猛，阻滞食道，刺激胸膈，而发生呃逆，可用纸捻触鼻引嚏，或用语言猝然使患者意志转移，一般亦可使呃逆停止。

七、噎膈

噎指进食吞咽困难，膈指饮食梗阻胸膈。噎证既可单独发生，又可为膈证的前兆，故并称噎膈。

本病近似西医学的贲门痉挛、食道炎、食道憩室、食管癌、贲门癌及食道功能性疾病。中年以上的患者应考虑有癌症的可能性。

【病因病机】

本病多因忧思伤脾，脾气郁结则津液不能输布，凝聚成痰；或因抑郁伤肝，肝气郁结则血运不畅，停而为瘀；或偏嗜烟酒辛热，积热伤阴等，以致痰气、瘀滞、积热浸淫胃脘食道，形成噎膈。由于饮食日益减少，导致气血生化之源亏乏，津液枯涸，元气亏耗，出现严重的衰竭证候。

【辨证施治】

证候：噎膈初起，先有不同程度的吞咽困难和胸闷胸痛，进流质和半流质的食物尚可通过，进固体食物则梗阻难下，旋食旋吐，并有痰涎、呃逆、嗳气、舌苔薄白或腻、脉象弦缓等症。

随着病变的发展，梗阻逐渐加重，虽进流质亦难咽下，食入呛咳，吐出蟹沫样或豆汁样痰涎，胸膈疼痛，形体消瘦，面容枯槁，舌质干老、尖红，剥苔，脉象细涩。由于饮食极少，津液亏乏，以致大便少而秘结，状如羊屎，小便短黄，舌色绛或微紫，无苔，脉细数。久之阴竭阳微，亦可出现气短，畏寒，肢面浮肿，腹胀，大便溏薄如酱，肢冷、脉微等。

治法：破结行瘀，养血润燥。

处方：至阳八阵、大椎八阵、膻中八阵；河车路：大椎至命门段；天突、足三里、内关。

手法：杵针用平补平泻法。

方义：至阳八阵、大椎八阵配合河车路，以疏理气机，活血化瘀，养血润燥。气会膻中，配以天突舒展胸中气机，散结利咽。阴维脉通内关，宽贲门而降痰浊，调气止痛。足三里调补本脏的气血，以希扶正祛邪。

加减：便秘者，加照海；气短者，加气海八阵，并可用灸法；肢冷脉微者，加命门八阵。

〔按语〕

杵针治疗食道炎、贲门痉挛等食道功能性疾病，疗效较好。对食道癌、贲门癌能改善胸闷、胸痛和咽下困难等症状。

八、胃脘痛

胃脘痛简称胃痛，是以胃脘部经常发生疼痛为主症的病症。因其疼痛位于心窝处及其附近，故古称心痛、心下痛。《素问·至真要大论》说："木郁之发，民病胃脘当心而痛。"本病应与真心痛相鉴别，《证治准绳·心痛胃脘痛》说："或问丹溪言痛即胃脘痛，然呼？曰心与胃各一脏，其病形不同，因胃脘痛处在心下，故有当心而痛之名。岂胃脘痛即心痛哉！"《灵枢·厥论》曾指出："真心痛，手足青至节，心痛甚，旦发夕死，夕发旦死。"从症状、体征及预后方面可以区别真心痛与胃脘痛。

胃痛常见于急、慢性胃炎，胃或十二指肠溃疡及胃神经官能症等。急性胃炎起病较急，疼痛剧烈；慢性胃炎起病较缓，疼痛隐隐。溃疡病疼痛有节律，胃溃疡疼痛多在食后半小时至 1 小时出现，疼痛部位多在剑突下或稍偏左处；十二指肠溃疡疼痛多在食后 3 小时发作，疼痛多在上腹部偏右处，进食后可获暂时缓解。胃神经官能症多在情志受刺激时发病，痛连膺胁，无固定痛点。慢性胃炎和溃疡病有出血倾向。

【病因病机】

胃与脾相表里，肝对脾胃有疏泄作用，故胃痛与肝脾有密切关系。如属肝气犯胃，多由忧思恼怒，气郁伤肝，肝气失其条达，横逆犯胃，气机阻塞而致胃痛。若脾胃虚寒，则因禀赋不足，中阳素虚，内寒滋生，每因饮食不慎，思虑劳倦；或因外受寒邪，邪犯于胃，或偏嗜辛辣肥甘，湿热内郁，皆可导致胃痛。

【辨证施治】

1. 肝气犯胃

证候：胃脘胀痛，攻撑作胀，痛连胁肋，嗳气频繁，或兼呕吐酸苦，大便不畅，苔多薄白，脉弦，发作常与情志因素有密切关系。

治法：疏肝理气，和胃止痛。

处主：至阳八阵、筋缩八阵、脊中八阵；河车路：大椎至命门段；期门、足三里、内关。

手法：杵针用平补平泻法。

方义：本病以肝气郁结为本，故以俞募配穴法，取肝俞（筋缩八阵）、期门相配，并配以至阳八阵、脊中八阵以疏肝解郁，理气通经，条达气机。足三里、内关配以河车路和调胃气，疏通胃络。全方共具疏肝和胃定痛的功效。

加减：若肝气郁久化热者，加太冲、行间、公孙，以疏肝理气，清热泻火；若病久入络，瘀滞胃络者，加膈俞、血海，以理气治血，行瘀止痛。

2. 脾胃虚寒

证候：胃脘隐痛，喜温喜按，泛吐清水，纳差食少，神疲乏力，甚者手足欠温，大便溏薄，舌质淡，苔薄白，脉缓弱。

治法：温中散寒，和络止痛。

处方：至阳八阵、筋缩八阵、脊中八阵；河车路：大椎至命门段；中脘八阵、足三里、内关。

手法：杵针用补法，并可加灸法。

方义：本证应以温补中阳为主，取筋缩八阵、脊中八阵，可以补中祛中焦虚寒，中脘（八阵）为胃之募穴，与胃俞（脊中八阵）相配为俞募配穴法，可益脏气，调理胃腑；足三里为胃经合穴，善于调理脾胃；内关为阴维脉与心包经交会穴，善治胃痛；至阳八阵疏理气机；河车路调理肝、脾胃脏腑功能。从而中阳得补，脏腑功能调和，胃络通畅而胃脘痛可止。

加减：若阳虚复感寒邪，胃痛剧烈者，加公孙、梁丘、关元，杵针加灸，以温中祛寒，理气止痛。

3. 伤食

证候：胃脘胀痛，嗳腐吞酸，或吐不消化食物，吐后痛减，大便不爽，矢气臭秽，舌苔厚腻，脉滑。一般有伤食病史。

治法：行气导滞，和胃止痛。

处方：至阳八阵、筋缩八阵、脊中八阵；河车路：大椎至命门段；中脘八阵、璇玑、足三里、内关。

手法：杵针用泻法。

方义：因食滞所伤，治疗首当行气导滞，气行滞消则胃和，胃和则络畅而痛止。故选璇玑配胃的募穴中脘（八阵）、至阳八阵，功专调理胃腑气机，导除积滞；足三里、内关、筋缩八阵、脊中八阵、河车路善于调理肝、脾、胃之气机，和络而止痛。

加减：饮食积滞化热者，加内庭、天枢，以清热化食；脾胃虚，伤于生冷而致积滞者，加公孙、关元八阵，杵针加灸，以温中散寒，消积止痛。

〔按语〕

杵针治疗胃脘痛，具有明显的镇痛作用，如坚持治疗，亦能取得较好的远期疗效，并可促进溃疡的愈合。

胃脘痛患者，应注意饮食调养，保持乐观情绪，远恼怒，戒烟酒，饮食定时，少量多餐，对减少复发，促进康复有重要的意义。

九、腹痛

腹痛是指脘腹和少腹部的疼痛而言。腹内有许多脏腑，并有手足三阴、足少阳、足阳明、冲、任、带等经脉循行。因此，有关脏腑、经脉感受外邪侵袭，或虫积、食滞所伤，或气血运行受阻，均可导致腹痛。本节仅就寒邪内积、脾肾虚寒、肝郁及饮食停滞引起的腹痛进行讨论，至于急腹症、妇科疾病所致的腹痛，属于外科、妇科范围；痢疾、霍乱、积聚引起的腹痛，可参考有关章节辨证施治。

【病因病机】

平素过食生冷，腹中寒凝，或外感寒邪侵腹，气机阻滞，脉络不通，发生腹痛。或脾肾阳虚，脾虚则运化无权，化源不足，气血虚少，不能濡养，肾阳虚则火不生土，脏腑、经络失于温煦，而为虚寒腹痛。或七情过极，肝气郁滞，失于条达，肠胃经络受滞而成气滞腹痛。或由饮食不节，暴饮暴食，或过食辛辣厚味，腐熟传导功能失常，清浊相干，气机阻滞不通，而引起食积腹痛。

【辨证施治】

1. 寒邪内积

证候：腹痛急暴，得热则减，遇寒则甚，腹中雷鸣，口不渴，小便清长，大便溏薄，舌苔白润，脉沉紧。

治法：散寒理气。

处方：命门八阵、腰阳关八阵；河车路：至阳至长强段；中脘八阵、足三里，关元八阵、公孙。

手法：杵针平补平泻，并可加灸法。

方义：取命门八阵、腰阳关八阵，以调理肠胃功能，并用灸法，以温散寒邪。河车路以理气止痛。中脘八阵升清降浊，温通肠胃之腑气，配合足三里、公孙健运脾胃。关元八阵以温暖下元而消积寒。

加减：有外寒侵袭者，加合谷以祛风散寒解表。

2. 脾肾虚寒

证候：腹痛隐隐，时痛时止，痛处喜温喜按，神疲畏寒，四肢欠温，大便溏薄，舌质淡胖，苔白，脉弱。

治法：温补脾肾。

处方：命门八阵、腰阳关八阵；河车路：至阳至长强段；章门、关元八阵、足三里、脾俞。

手法：杵针用补法，并加灸法。

方义：取命门八阵、腰阳关八阵、河车路以温补脾肾。脾俞、肾俞（命门八阵）配章门、关元（八阵）为俞募配穴法，以温补脾肾之阳气。河车路、足三里能调理脾肾，疏理气机。如此则阳虚得补，肠腑得温，脉络得和，腹痛可止。

加减：大便溏者，加三阴交，以健脾止泻。

3. 肝郁腹痛

证候：腹部胀痛，攻窜不定，痛连胁肋，或痛引少腹，嗳气频频，遇恼怒则加重，多烦易怒，口苦，苔薄，脉弦。

治法：疏肝理气，调理肠胃。

处方：至阳八阵、命门八阵、腰阳关八阵；河车路：至阳至长强段；期门、日月、内关、下脘八阵。

手法：杵针用泻法，或平补平泻法。

方义：至阳八阵、日月、期门疏肝理气，顺气开郁，可治胁痛、腹痛。内关可调理气机。下脘八阵、命门八阵、腰阳关八阵、河车路可调理肝脾、胃肠气机。如此肝郁得解，气机条达，肠腑气调络和，腹痛可止。

加减：上腹痛者，加中脘八阵。

4. 食滞腹痛

证候：脘腹胀满疼痛，痛处拒按，恶食，嗳腐吞酸，或痛而欲泻，泻后痛减，或大便秘结，矢气臭秽，舌苔腻，脉滑。

治法：消食导滞，理气和胃。

处方：脊中八阵、命门八阵、腰阳关八阵；河车路：至阳至长强段；下脘八阵、梁门、天枢、足三里。

手法：杵针用泻法。

方义：脊中八阵、下脘八阵、梁门健脾胃，助运化，消食导滞。命门八阵、腰阳关八阵、天枢、足三里、河车路理肠胃之气。如此食积消，肠胃和，则腹痛自愈。

加减：食积化热，大便秘结者，加曲池以泄阳明，通腑气；口渴者，加内庭；吞酸者，加阳陵泉。

〔**按语**〕

杵针治疗腹痛不仅有明显的止痛作用，而且能治疗原发病，如急、慢性肠炎，急、慢性阑尾炎等。

十、便秘

便秘即大便秘结不通，指排便时间延长，或虽不延长而排便困难者，古称大便难、后不利、阳结等。

【病因病机】

便秘偏实者，多由素体阳盛，嗜食辛辣厚味，以致肠胃积热；或邪热内燔，津液受灼，肠燥腑气不通；或因情志不畅，气机郁滞，津不敷布，肠腑传导失常而致便秘。

便秘偏虚者，多由病后、产后、气血未复；或年迈体衰，气血亏耗，气虚则传运无力，血虚则肠失润下；或下焦阳气不充，阴寒凝结，肠道腑气受阻，导致便秘。

【辨证施治】

1. 实秘

证候：便次减少，经常三五日一次或更长时间，临圊努责，燥结难下。如属热邪壅结，则见身热，烦渴，口臭喜冷，苔黄糙，脉滑实。气机郁滞者，每见胁腹胀满疼痛，噫气频作，纳食减少，苔薄腻，脉弦。

治法：导滞通便。

处方：命门八阵、腰阳关八阵；河车路：至阳至长强段；天枢、支沟、上巨虚、承山。

手法：杵针用泻法。

方义：命门八阵、腰阳关八阵、河车路调理脾胃，疏通腑气。再配以大肠之下合穴上巨虚，其疏通腑气之力更强，腑气通则大肠之传导功能自可复常。支沟宣通三焦气机，三焦气顺，则腑气通调。天枢、承山调理大肠之气，大肠气调，则大便自能通畅。

加减：若热邪壅结者，配曲池、合谷以泻大肠腑气而清其热结；肝气郁滞者，配行间以疏理肝气。

2. 虚秘

证候：便秘如属气血虚弱者，则见面色、唇爪㿠白无华，头晕心悸，神疲气怯，舌淡苔薄，脉象虚细等。如阴寒凝结，则见腹中冷痛，喜热畏寒，脉沉迟，舌质淡，苔白润等。

治法：补虚通便。气血虚弱者，补养气血；阳虚者，温肾助阳。

处方：命门八阵、腰阳关八阵；河车路：至阳至长强段；足三里、关元八阵、三阴交。

手法：杵针用补法，并可加灸法。

方义：命门八阵、腰阳关八阵、河车路调补气血、阴阳，气血充，阴阳调，则便秘自可消失。足三里、关元八阵、三阴交调补气血，健运脾胃，通调大肠之气。脾胃运化正常，腑气通调，大便自可通畅。

加减：气血虚弱者，配筋缩八阵、至阳八阵，以扶助中气，生化气血；如阴寒凝滞者，配气海八阵，杵针加灸法，以温通下焦阳气而消阴寒；心悸者，加内关；多汗者，加阴郄；脱肛者，加长强、百会八阵；腰痛者，加委中。

〔**按语**〕

杵针治疗单纯性便秘效果较好。患者应注意改变偏食习惯，多吃蔬菜、水果，进行适当的体育锻炼，养成定时排便的习惯。

十一、泄泻

泄泻是指大便次数增多，粪质溏薄或完谷不化，甚至泻出如水样大便而言。古人认为大便溏薄者为泄，大便如水样者为泻，今临床统称泄泻。本病四季均可发生，但常见于夏秋二季。受病脏腑主要为脾胃和大小肠等。临床上可分为急性泄泻和慢性泄泻两大类。前者因感受外邪或饮食所伤，实证居多；后者因脾胃虚弱，或肝木侮土，或肾阳式微，虚证居多。急性泄泻迁延失治，亦可转为慢性；慢性泄泻每因感染而急性发作，成为虚实夹杂的证候。

西医学的急性肠炎、肠结核、肠功能紊乱、结肠过敏等病均可参照本节论治。

【病因病机】

1. 急性泄泻

急性泄泻又称为暴泻，多由进食生冷不洁之物，或兼受寒湿暑热之邪，客于肠胃，邪滞交阻，气机不和，胃肠的运化与传导功能失常，以致清浊不分，合污而下，而成泄泻。

2. 慢性泄泻

慢性泄泻又称久泻，其发病较缓，或由急性泄泻转变而成，每日便泄次数较少。若脾虚则面色萎黄，神疲肢软，不思饮食，喜暖畏寒，大便溏薄，脉象濡软无力，舌嫩苔白；如属肾虚，每于黎明之前腹中微痛，痛即泄泻，或肠鸣而不痛，每晨一次或数次，腹部和下肢畏冷，舌淡苔白，脉沉细等。

【辨证施治】

1. 急性泄泻

证候：发病较急，便次与数量增多，病程较短，常以湿邪为主，多为实证。如偏于寒湿者，则便质清稀，水谷相杂，肠鸣腹痛，口不渴，身寒喜温，舌淡苔白滑，脉迟；偏于湿热者，则所下为黄糜热臭，腹痛，肛门灼热，小便短赤，舌苔黄腻，脉象濡数；伤食者，大便腐臭，肠鸣腹痛，泻后痛减，嗳腐吞酸，厌食，舌苔垢腻，脉滑。

治法：运脾化湿，调理肠胃。

处方：命门八阵、腰俞八阵；河车路：至阳至长强段；中脘八阵、天枢八阵、上巨虚、阴陵泉。

手法：杵针用泻法，寒湿者加灸法。

方义：命门八阵、腰俞八阵、河车路疏理脾胃，调理肠道气机，运脾化湿，分利止泻。中脘（八阵）为胃之募穴，天枢（八阵）为大肠之募穴，募穴为脏腑之气所汇聚，故取二穴以调整胃肠之运化与传导功能。手阳明下合穴上巨虚，可通调胃肠气机；脾与胃互为表里，故又取阴陵泉疏调脾经经气，使脾气得运，水精四布，小溲通利，则湿滞化而大便转实。

加减：寒湿者，加关元八阵或气海八阵，杵针加灸法，以温化寒湿；湿热者，加合谷，以清热利湿；伤食者，加下脘八阵、足三里以消食化滞。

2. 慢性泄泻

证候：发病缓慢，或由急性泄泻转变而成，病程较长。每因饮食不当，劳倦过度或腹部受凉而复发。如脾虚则面色萎黄，神疲肢软，不思饮食，喜暖畏寒，大便溏薄，脉濡软无力，舌嫩苔白；如属肾虚，每于黎明之前腹中微痛，痛即泄，或肠鸣而不痛，每晨一次或数次。腹部和下腹部畏寒，舌淡苔白，脉沉细。

治法：温补脾肾。

处方：命门八阵、腰阳关八阵、腰俞八阵；河车路：至阳至长强段；章门、中脘八阵、天枢、足三里。

手法：杵针用泻法，并可加灸法。

方义：命门八阵、腰阳关八阵、腰俞八阵、河车路有疏理肠胃，调补脾肾之功。章门、中脘八阵、天枢分别为脾经、大肠经、胃经的募穴，足三里为胃经合穴，诸穴相配可加强健脾益气的作用。配以灸法，可以温补脾肾之阳，脾阳旺，运化有权，则泄泻可止。

加减：偏于肾虚者，加关元八阵，杵针加灸，以温补下元，补火生土，以化水谷，为治本之法；脘痞者，加公孙；胁痛者，加阳陵泉。

〔按语〕

杵针治疗急、慢性泄泻均有较好的疗效，但对于严重失水患者，或由恶性病变所引起的泄泻，则当采用综合疗法。

十二、痢疾

痢疾为常见的肠道传染病，多发生于夏秋二季，以腹痛、里急后重、痢下赤白脓血为主症。古代文献将本病之传染性强而病情危重者，称为时疫痢、疫毒痢。临床上一般可分为湿热痢、寒湿痢、噤口痢及休息痢等。

西医学的急性细菌性痢疾、中毒性菌痢和阿米巴痢疾，均可参照本节论治。

【病因病机】

痢疾的致病因素为外感暑湿疫毒和饮食不洁，或过食生冷，外邪与食滞交阻肠腑，大肠传导功能失职，湿热相搏，气血凝滞，脏腑脉络受损，出现痢下脓血。由于湿和热各有偏胜，热胜伤血，则赤多白少；湿胜伤气，则白多赤少。亦有因脾胃素虚，脏腑气弱，贪凉受寒，风冷暑湿乘虚而入，以致寒湿不化，成为寒湿痢者。若湿热蕴结中焦、秽浊阻于肠腑，脾胃失其升降，以致呕恶不能食者，是为噤口痢。若痢疾迁延日久，中虚气弱，正虚邪恋，每因受凉或饮食不当而反复发作者，成为休息痢。

【辨证施治】

1. 湿热痢

证候：腹痛、下痢赤白、里急后重为主要症状，兼见肛门灼热，小便短赤，舌苔黄腻，脉滑数；或兼恶寒发热，心烦口渴等。

治法：清热化湿，调理气血。

处方：命门八阵、腰俞八阵、腰阳关八阵；河车路：至阳至长强段；合谷、天枢、上巨虚、曲池、内庭。

手法：杵针用泻法。

方义：湿热痢的主要原因为暑湿之邪滞留肠腑，故取命门八阵、腰俞八阵、腰阳关八阵、河车路以调理肠胃之气；并取阳明之原穴合谷，大肠之募穴天枢，下合穴上巨虚，三穴并用能通调大肠腑气，使气调而湿化滞行。曲池、内庭分别为大肠经合穴和胃经荥穴，可以清泄肠胃湿热。

加减：疫毒痢者发病急，频频痢下，脓血多而大便少，腹剧痛，里急后重，高热烦躁，甚则神昏痉厥，舌绛，脉细数，苔黄腻者，加大椎、十宣放血，以助泄热解毒。

2. 寒湿痢

证候：下痢黏滞白冻，喜暖畏寒，胸脘痞闷，口淡不渴，舌苔白腻，脉象濡缓或迟。

治法：温化寒湿，调气止痢。

处方：命门八阵、腰俞八阵、腰阳关八阵；河车路：至阳至长强段；中脘八阵、气海八阵。

手法：杵针用补法，并加用灸法。

方义：寒湿痢多由脾胃素弱，感受寒湿所致，故用命门八阵、腰俞八阵、腰阳关八阵、河车路以运脾化湿，调气止痢。中脘八阵、气海八阵杵针加灸，以温运阳气，散寒化湿。阳气旺，寒湿化，痢疾自止。

加减：若出现饮食不进，食则呕恶，神疲嗜睡，胸脘痞闷之噤口痢者，加内关以和胃降逆止呕，内庭以调气止痢。

3. 休息痢

证候：下痢久延不愈，屡发屡息，或轻或重，神困气怯，临圊腹痛里急，舌质淡苔腻，脉濡细或虚大。

治法：平时以温脾益气，发作时以扶正祛邪。

处方：至阳八阵、命门八阵、腰阳关八阵；河车路：至阳至长强段；关元、足三里。

手法：杵针用补法，并可加灸法。发作时用平补平泻法。

方义：至阳八阵、命门八阵、腰阳关八阵、河车路温补脾肾之气，关元补肾中之元阳，足三里运脾化滞，调气和胃。

加减：若久泻脱肛者，加百会以益气升阳，多用杵针加灸法；里急后重者，加腰俞八阵以调气止痛。

〔按语〕

中毒性菌痢病情危重，需采取综合治疗。

十三、脱肛

脱肛是指由于气虚或湿热等原因而致直肠脱出肛门以外的疾病，多见于老年、小儿、多产妇女或久病体弱者。

【病因病机】

本病多因久痢久泻、久咳之后，或妇女产育过多，或者长期便秘努责，或老年肾虚，或苦寒药物伤阳，而致阳气不足，真元受损，固摄无力，下元亏虚，中气下陷，升举收摄无力而致。或因恣食辛燥酒辣等物，蕴湿生热，湿热下坠而为脱肛。

【辨证施治】

1. 虚证

证候：发病缓慢，初起仅在大便时自觉肛门坠胀，肠端轻度脱垂，便后能自行回纳，迁延不治，病渐加重，劳累即发，甚至咳嗽、行走、站立、排尿时稍用力即脱出，不能自行回纳。兼见神疲乏力，头晕、心悸，食少便溏，面色萎黄，舌质淡胖，舌苔白，脉多细弱。

治法：温补气血，益气升提。

处方：百会八阵、命门八阵；河车路：命门至长强段；长强、承山、关元八阵、足三里。

手法：杵针用补法，并可加灸法。

方义：督脉为诸阳之会，又系于肛门，故取百会八阵以温补阳气，再配以命门八阵、河车路温补肾阳，益气升提，举摄脱肛。长强为督脉之别络，位近肛门，故可提肛。足太阳之经别入于肛门，加之肛门为大肠之部分，故承山可益大肠之腑气，调节收缩功能。关元八阵、足三里温阳益气，健脾升阳。诸穴配伍，则陷下者得举，弛纵者得缓，脱肛自可痊愈。

加减：心悸怔忡加神道八阵、内关；饮食减少，食后腹胀，大便稀溏加至阳八阵、中脘八阵。

2. 实证

证候：肛门突出于外，便意频急，肛门灼热肿痛，兼见面赤身热，口干口臭，腹胀便秘，小便短赤，舌红，苔黄腻，脉濡数。

治法：清热利湿，升阳举陷。

处方：百会八阵、命门八阵；河车路：命门至长强段；曲池、承山。

手法：杵针用泻法。

方义：百会八阵、命门八阵、河车路，杵针用泻法，可以清利湿热，升阳举陷。曲池、承山清利下焦湿热。如此则湿热清利，阳气升举，脱肛自愈。

〔**按语**〕

脱肛反复发作，局部感染溃疡者，可配合外洗药或外敷药治疗。

十四、心痛

心痛是以发作性的心胸部发生痹塞疼痛为主症的一种疾病。其特点是胸骨后、心前区出现阵发性疼痛，常放射至颈、臂或上腹部，或伴有心悸气短，甚至四肢厥逆、唇甲青紫等症。《内经》称本病为"卒心痛""厥心痛""真心痛"，《金匮要略》称本病为"胸痹"。俗称"心口痛"者，乃胃脘痛，并非心痛。

本病多见于患有慢性心肺疾病的老年人，如冠状动脉硬化性心脏病、慢性气管炎、肺气肿等，均可发生心痛。

【病因病机】

本病与心经、心包经关系密切。足厥阴经别合于少阳经别，而少阳经别散于肝而贯心，故肝气与心气相通。忧思恼怒、七情太过，则肝气、心气郁滞，脉络不畅，心经脉络涩滞不利，则发为心痛。

劳倦内伤，或久病之后，脾胃虚弱，气血生化之源不足，以致心脏气血亏虚，心脉失养，所谓不营而痛。或老年体弱，或大病久病伤阳，以致心肾阳虚，心经脉络失于温煦，拘急作痛，或阳虚而阴寒所乘，阻痹脉络，而致心痛。

脾胃虚弱，饮食失调，恣食肥甘厚味，酿生痰湿，上犯心胸，清阳不展，气机失畅，心脉滞涩，或心阳不足，复感寒湿，两虚相得，寒凝心经，脉络痹阻，发生心痛。

【辨证施治】

本病应注意辨别轻重逆顺。心痛多突然发生，忽作忽止，迁延反复。其发作频者病重，偶发者病轻；发作而瞬息缓解者病轻，持续时间长，甚至几个时辰以上者病重；疼痛部位不固定者病轻，疼痛部位固定者较重；证候属实者病轻，虚象明显者病重；委顿、烦躁、恐惧、喘促自汗、四肢逆冷、皮肤青紫、脉微欲绝者为危候。

1. 实证

证候：左侧胸膺疼痛，忽发忽止，反复发作。气滞者心胸满闷作痛，心胸不畅则诱发，脉弦细。痰浊闭阻者，心胸闷重不畅，心痛时作，咳嗽喘促，痰多，舌苔厚腻，脉滑。瘀血者，胸痛如刺，或绞痛阵发，痛彻肩背，舌暗，有瘀点，脉象细涩或结代。寒滞心脉者，猝然心痛如绞，形寒喜暖，遇风寒时易于发作或疼痛加剧，痛彻背心，脉紧。

治法：通经活络。气滞者行气止痛；痰浊闭阻者通阳化浊；瘀血者活血化瘀；寒滞者散寒通经。

处方：神道八阵；河车路：大椎至命门段；巨阙、阴郄、内关、膻中八阵。

手法：杵针用泻法，或平补平泻法。寒者可加灸法。

方义：本证为邪犯少阴，心经脉络阻滞，故以活络通经而定痛。神道八阵、河车路疏通经络，利气止痛。阴郄为心经郄穴，巨阙为心经募穴，内关为手厥阴经穴，与心经相络。膻中八阵行气活血，疏通经络。诸穴相配，能调理心经，缓解心痛，心脉通而痛可止。

加减：气滞者加行间、间使行气通络；痰浊闭阻者加丰隆、太渊调气化痰；瘀血痹阻者，加血海、膈俞以祛瘀通络；寒凝者，加然谷、命门八阵以温经散寒，多用杵针加灸法。

2. 虚证

证候：心胸隐痛，心悸怔忡，胸闷气短，神疲乏力。心气不足者，气短懒言，面色白，自汗出，舌淡有齿痕，脉虚缓。心肾阳虚者，畏寒肢冷，神倦气短，遇冷则心痛加剧，舌质淡胖，舌苔白，脉沉弱或结代。阴血虚弱者，惊悸眩晕，心烦失眠，舌红少津，舌苔白或少苔或花剥苔，脉细数或结代。

治法：调补心气，和络定痛。

处方：神道八阵；河车路：大椎至命门段；内关、膻中八阵、通里。

手法：杵针用补法，并可加灸法。

方义：虚者补之，故本证宜调补为主。神道八阵、河车路、膻中八阵益心经之气血，通里、内关为手少阴、厥阴络穴，可和络以定心痛。

加减：阳气不足者，加关元八阵、命门八阵，并用灸法，以温养心气；阴血不足者，加三阴交、足三里、太溪，以益阴血养心神。

3. 真心痛

证候：心胸剧痛，如割如绞，痛彻肩背，连及膺臂，神情烦躁恐惧，委顿或神昏，四肢逆冷青紫，冷汗自出，气短喘促，舌质淡胖大或干而光红，舌苔厚腻或剥落，脉微弱或结代。此证属心痛中危急之候。

治法：通络定痛，宁心安神，防止厥脱。

处方：神道八阵；河车路：大椎至命门段；膻中八阵、巨阙、郄门、阴郄、内关、通里、神门。

手法： 杵针用补法，并可加灸法。

方义： 本证最为危急，故取神道八阵、河车宁心安神，通络定痛，并同取手少阴、厥阴之募穴、郄穴、络穴以通络定痛；取神门加强宁心安神的作用。

加减： 如见厥脱之先兆者，可加神阙、关元八阵、百会八阵、人中、乳根、食窦等穴以急救之。

〔**按语**〕

心痛剧烈，手足青至节，汗出肢冷，脉微欲绝者，多见于心绞痛、急性心肌梗死等疾患，应采取综合治疗。

十五、不寐

不寐即失眠，是以经常不得安睡为特征的病症，古代文献中称为"不得卧""不得眠"。本病临床表现不一，有难以入寐，有寐而易醒，有彻夜不寐等。顽固性不寐，经常伴有头痛、头晕、健忘、怔忡等。

有因一时情绪紧张或因环境吵闹、卧榻不适等而引起失眠者，不属病理范围，只要消除有关因素即可恢复正常。因发热、咳喘、疼痛等疾患引起的失眠，则应着重处理原发病。

西医学的神经衰弱、贫血等引起的失眠，可参照本节诊治。

【病因病机】

不寐的原因很多，有因思虑劳倦，内伤心脾，生血之源不足，心神失养所致。或因惊恐、房劳伤肾，以致心火独炽，心肾不交，神志不宁。有因体质素弱，心胆虚怯所致。也有因情志抑郁，肝阳扰动。或因饮食不节，脾胃不和，亦能导致不寐。

【辨证施治】

本病以虚证为多，实证少。临床常以"有邪者多实，无邪者多虚"为辨证准则。虚证多属阴血不足，重点在心、脾、肝、肾。实证多为肝郁化火、胃腑不和。

1. 心脾两虚

证候：入寐困难，易醒多梦，神疲健忘，面色少华，心悸，容易出汗，脘痞便溏，精神疲乏，舌质淡，苔薄白，脉细弱。

治法：补益心脾，宁心安神。

处方：神道八阵、百会八阵；河车路：大椎至命门段；三阴交、神门。

手法：杵针用补法。可以加灸法。

方义：失眠多由心神不宁所致，故选用神道八阵、河车路以养心安神；百会八阵有镇静安眠之功；三阴交益气养血，神门安神宁心，从而使气血旺盛，血旺能养心，心养则神安，睡眠则宁。

2. 阴虚火旺

证候：虚烦不寐，惊悸易醒，手足心热，出汗，咽干口渴，头晕耳鸣，健忘，遗精腰酸，舌质红，脉细数。

治法：滋阴降火，除烦安神。

处方：神道八阵、命门八阵、百会八阵；河车路：大椎至命门段；太溪、三阴交、神门、太冲、内关。

手法：杵针用平补平泻法。

方义：神道八阵、命门八阵、百会八阵、河车路养心安神，滋阴养肾，镇静安眠。太溪、三阴交可补益肾阴，阴精盛而虚火自衰，正为"壮水之主以制阳光"之法；太冲、内关既清心火，又除虚烦，更以神门安神定志。如此则标本同治，可奏滋阴降火，除烦安神之功。

加减：耳鸣耳聋加听宫、翳风；眩晕加风池。

3. 肝火上扰

证候：头昏胀痛，不易入眠，多烦易怒，目赤耳鸣，或伴胁痛胁胀，口苦咽干，舌质红苔薄黄，脉弦数。

治法：平肝降火，宁心安神。

处方：神道八阵、至阳八阵、百会八阵；河车路：大椎至命门段；行间、足窍阴、神门。

手法：杵针用泻法。

方义：神道八阵、至阳八阵疏肝理气，养心安神。百会八阵镇静安眠。河车路疏理气机，调理心肝功能。行间疏肝理气降火，足窍阴清火除烦，神门安神定志，使肝郁得疏，郁火得以清降，则神安而能入眠。

加减：头昏头痛加风池；心悸加内关；目赤肿痛加太阳、阳溪；耳鸣加翳风、中渚。

4. 胃腑不和

证候：睡眠不实，懊忄农不宁，脘痞噫气，头晕目眩，甚至呕哕痰涎，舌苔黄腻，脉象弦滑。

治法：化痰和胃，理气安神。

处方：神道八阵、中枢八阵、百会八阵；河车路：大椎至命门段；中脘八阵、丰隆、厉兑、隐白、神门。

手法：杵针用泻法或平补平泻法。

方义：神道八阵、中枢八阵、河车路调和脾胃，理气化痰，养心安神；百会八阵镇静安眠；中脘（八阵）、丰隆分别为胃经的募穴和络穴，可助运化，和胃化痰；厉兑、隐白为足阳明、太阴之"所出"井穴，能治失眠多梦；更以神门宁神，以治不寐。

加减：呕恶者加内关；食滞腹胀加下脘八阵、足三里。

〔**按语**〕

杵针治疗不寐效果较好。老年人睡眠时间逐渐缩短而容易醒觉，如无明显症状，则属生理现象。在治疗时应帮助患者解除烦恼，要求其合理安排生活，坚持体育锻炼，开展正常文娱活动。

十六、惊悸（怔忡）

惊悸（怔忡）是指患者自觉心动异常，心慌不安，甚则不能自主的一类症状。惊悸是因突然受惊而作，怔忡起因每与惊恐有关，两者在病情和病程方面有轻重之别、长短之分。本病虽属心经之病，但常因喜怒悲恐而发作，或终日心中悸动不安，劳累则甚。

本病常见于部分心律失常、心脏神经官能症、冠状动脉硬化性心脏病、甲状腺功能亢进症、贫血等病症。

【病因病机】

本病的形成，常因平素体质虚弱，心虚胆怯，恼怒，或遇险临危，以致心悸神摇，不能自主，发为心悸。或因心血不足，心失所养而发病；或因水饮内停，心阳不振而致；或因痰火上扰，心气不宁而发；或因瘀血阻滞心脉，气血运行不畅所致。

【辨证施治】

1. 心血不足

证候：自觉心跳、心慌，时作时止，面色苍白，头晕目眩，思虑劳累尤甚，舌质淡红，脉细弱或结代。

治法：养血宁心，安神定悸。

处方：神道八阵；河车路：大椎至命门段；神门、内关、血海、足三里。

手法：杵针用补法，并可加灸法。

方义：神道八阵、河车路以养血宁心，安神定惊；神门为心之原穴，内关为心包络之络穴，原络配穴，可宁心安神，以定惊悸。血海、足三里调理脾胃，助血之生化源泉，血以养心，惊悸自愈。

2. 痰火内动

证候：心慌，心跳，烦躁不宁，恍惚多梦，善惊易恐，坐卧不安，心悸时发时止，胸闷，头晕，失眠，咳嗽，咳痰稠黏，小便黄，大便不爽，舌苔黄腻，脉滑数。

治法：清热泻火，理气化痰。

处方：神道八阵、至阳八阵；河车路：大椎至命门段；神门、内关、尺泽、丰隆。

手法：杵针用泻法。

方义：神道八阵、至阳八阵、河车路调理气机，清热化痰。神门、内关为原络穴相配，可以宁心安神定惊。尺泽、丰隆清热化痰，使肺气清肃，痰热可化，心神自宁。

加减：失眠加厉兑；大便秘结者加腰阳关八阵。

3. 水饮内停

证候：心悸，心慌，时作时止，脘腹痞满，眩晕吐涎，精神疲乏，肢冷，舌苔白，脉细滑。

治法：理气化饮，宁心安神。

处方：神道八阵、中枢八阵；河车路：大椎至命门段；内关、神门、中脘八阵。

手法：杵针用平补平泻法。

方义：神道八阵、中枢八阵、河车路理气化饮，宁心安神；内关、神门为原络穴相配，可宁心安神，以定惊悸。中脘八阵调理脾胃气机，以化水饮。诸穴相配，气行饮化，则惊悸自止。

4.瘀血停着

证候：心悸持续多年，日渐加重，动则气喘，或有阵发性胸痛，面色黄瘦，唇舌紫暗，脉象细涩结代，甚则心阳不振，怔忡不已，形寒肢冷，咳喘不能平卧，冷汗，浮肿，脉微欲绝。

治法：活血祛瘀，宁心安神。

处方：神道八阵、身柱八阵、命门八阵；河车路：大椎至命门段；曲泽、少海、血海、气海八阵。

手法：杵针用平补平泻法。心阳不振者用杵针补法，并可加灸。

方义：神道八阵、身柱八阵、血海理气活血，行气祛瘀。命门八阵、河车路益气温阳，理气祛瘀。心包是心的宫域，故取二经的合穴曲泽和少海，强心定悸止痛，以治其标。心气虚弱则血运不畅，以致心脉瘀阻，心阳不振，故取气海八阵，杵针补法加灸，以助阳益气，治其病本。

加减：脉微欲绝者加内关、太渊；浮肿加水分，杵针用补法加灸。

〔**按语**〕

杵针治疗心悸不仅能控制症状，而且对疾病的本身也有调整和治疗作用。但在器质性心脏病出现心衰倾向时，则应针对病情的轻重缓急，及时采用综合治疗措施。有饮酒、吸烟嗜好者宜戒除。

十七、癫狂

癫狂是精神失常的病症，患者以青、壮年较多。癫证多呆静，属阴；狂证多躁动，属阳。二者可互相转化，故称癫狂。本病以精神错乱，言行失常为主症，多由七情内伤所致，与肝、心、脾关系密切。

精神分裂症、狂躁性抑郁性精神病、更年期精神病等，均可参照癫狂论治。

【病因病机】

1. 癫证　多由思虑太过，所求不遂，以致肝失条达，脾气不运，津液凝滞成痰，痰蒙心窍，神明失能，发为癫证。多发病较缓。

2. 狂证　多由忧思恼怒，情志抑郁，肝胃火盛，夹痰上扰，乃致神志逆乱，遂成狂证。多发病较急。

癫证基本病机是痰气郁结，以抑郁多静为特点，属阴；狂证的基本病机是痰火壅盛，以躁狂多动为特征，属阳。但痰气郁久化火，则癫证可转化为狂证；痰火得泄而痰气留滞，狂证也可转化为癫证。

癫狂日久，迁延失治，往往演变为虚实夹杂的痼疾。

【辨证施治】

1. 癫证

证候：沉默痴呆，精神抑郁，表情淡漠；或喃喃自语，语无伦次；或时悲时喜，哭笑无常，不知秽洁，不思饮食；或多疑，妄想。舌苔腻，脉滑或弦细。

治法：疏肝理气，化痰开窍。

处方：神道八阵、百会八阵；河车路：大椎至命门段；神门、大陵、丰隆、太冲。

手法：杵针用补法或平补平泻法。

方义：癫证以肝气郁滞，脾气不升，津液凝聚为痰浊，蒙蔽神明而发，故取神道八阵、百会八阵、河车路以疏肝理气，运脾化痰，更加丰隆、太冲行气开郁，和胃化痰。大陵是心包经的原穴，为统治癫狂的

"十三鬼穴"之一。神门是心经的原穴，善治心性痴呆，以宁心安神，醒脑开窍。

加减：妄见加光明；妄闻加听宫；悲泣加太渊。

2. 狂证

证候：始则性情急躁，头痛失眠，面红目赤，两目怒视等症；继则妄言责骂，不分亲疏，或毁物伤人，力逾寻常，虽数日不食，仍精神不倦，或哭笑无常，登高而歌，弃衣而走，渴喜冷饮，便秘溲黄，不食不眠，舌红绛，苔黄腻，脉弦滑。

治法：清心泻火，开郁化痰。

处方：神道八阵、百会八阵；河车路：大椎至命门段；大陵、曲池、内关、丰隆、人中、风府八阵。

手法：杵针用泻法。

方义：狂证由于气火痰浊上扰神明而发病，故取神道八阵、百会八阵、河车路以疏肝解郁，清热化痰，清心泻火；大陵、曲池泄心包与阳明之邪热，更用内关、人中、风府（八阵）以醒脑开窍，丰隆和胃化痰，使神明有主而平狂躁。

加减：痰火上扰可加太冲、阳陵泉、中冲以平肝泻火；热重加大椎八阵。

〔按语〕

本病在治疗过程中，对患者应加强护理，家属须积极配合。杵针对本病有一定的效果，如能配合思想工作，则效果更好。其他疾病出现的神志失常、谵语狂躁等，虽可采用杵针对症治疗，但需首先治疗原发病，不可与癫狂等同齐观。

十八、痫证

痫证，即癫痫，是一种发作性神志失常的疾病。本病具有突然性、短暂性、反复发作的特点。发作时突然倒仆，昏不知人，口吐涎沫，两目上视，肢体抽搐，或口中如作猪羊叫声，醒后神清如常人。本病有间数日、间数十日发作者，有连日发作者，也有一日数发者。

痫证有原发性和继发性之分，前者与遗传有关，无明显原因可查，多在青少年时期发病；后者多因其他疾病所引起。

【病因病机】

本病多与先天有关。若子在母腹中时，母因惊恐或疾病，精伤肾亏，不足以养胎，致胎儿"先天元阴不足"，发育异常，成为先天性癫痫。或因七情所伤，气机逆乱，脏腑受损，或因饮食、六淫及其他疾病，导致脏腑亏损，肝、脾、肾亏虚，阴虚而不敛阳，生风生热；脾虚则痰湿内生，从而导致气火夹痰，横窜经络，清窍不通，脉道闭塞，清窍不利，气乱窍闭而发为癫痫。

【辨证施治】

证候：本病具有突然、暂时、反复3个特点，一般多属实证，但经年反复发作可致正虚。发作之前，可有头晕、胸闷、神疲等预兆，旋即昏仆，不省人事，面色苍白，牙关紧闭，双目上视，手足抽搐，口吐涎沫，甚至二便失禁，或口中发出猪羊叫声，苔薄腻，脉弦滑。发作过后，则觉头昏，乏力欲寐，脉细。

治法：醒脑息风，豁痰开窍。

处方：百会八阵、神道八阵；河车路：大椎至命门段；后溪、人中、涌泉。

手法：杵针用平补平泻法。

方义：百会八阵、神道八阵、河车路疏理气机，醒脑开窍，理脾化痰；人中息风醒脑；后溪通于督脉，为治痫证之要穴，有息风开窍之功；涌泉为足少阴井穴，能滋水潜阳，息风开窍。诸穴相配，痰除风灭，痫证自可制止。

加减：间歇期取鸠尾、腰奇、间使、丰隆。鸠尾为任脉经之穴，有调理阴阳之作用；丰隆理脾胃，促进运化，豁痰祛浊，以杜绝生痰之源；间使疏通心包经气，与腰奇同为治疗痫证的经验穴，与鸠尾相配，其效甚佳。

〔**按语**〕

属继发性痫证者须详细询问病史，专科检查明确诊断，治疗原发病。若癫痫持续发作，并伴有高热、昏迷等危重症候必须采取综合疗法。

十九、郁证

郁证是由情志忧郁，气滞不畅所致。郁证包括的病症很多，本节以"梅核气""脏躁"为主症进行论述。因郁证所引起的头痛失眠、心悸、遗精等病症，可参考本节施治。

【病因病机】

郁证的成因，多由郁怒伤肝，思虑伤脾所致。肝气郁结，久则化火，脾气郁滞，久则生湿，湿火相兼，炼而成痰，痰气结于咽喉，自觉有异物感，如有梅核梗阻之状，则称为梅核气。

郁证日久，心情抑郁，饮食减少，气血生化之源不足，可引起脾气虚弱或肾阴亏耗等病理变化。脾气虚则不能为胃行其津液，肾阴虚则不能上济心火，虚火妄动，以致心神不宁，而成悲怒无常的脏躁证。

【辨证施治】

1. 梅核气

证候：情绪抑郁，胸闷，噫气，咽中不适如有物阻，吞之不下，咯之不出，但饮食吞咽并不困难。多疑虑，善太息，舌苔薄白而腻，脉弦或滑。

治法：疏肝解郁，清火化痰。

处方：风府八阵、大椎八阵；河车路：大椎至至阳段；太冲、膻中八阵、丰隆、鱼际、神门。

手法：杵针用泻法或平补平泻法。

方义：本证由肝气郁结导致火郁痰滞而成，故以风府八阵、大椎八阵、河车路以疏肝理气，解郁化痰，清热泻火。并配以太冲、膻中（八阵）加强疏肝理气，鱼际、丰隆清热化痰。又因情志之郁总由心，故取心经原穴神门以宁心安神。

加减：咽喉干痛加商阳；失眠加至阳八阵、内关。

2. 脏躁

证候：精神恍惚不宁，情感失常，时时悲泣，喜怒无常，每因精神激惹而发作，舌苔薄，脉细。如兼脘痞食少，心悸，不寐，神疲，面色少华，舌质淡，脉细缓，为心脾两虚。如兼眩晕，耳鸣，面色泛红，手足心热多汗，腰酸，健忘，虚烦不寐，舌质红少苔，脉细数，为心肾阴虚。

治法：滋阴益气，养心安神。

处方：神道八阵、至阳八阵、命门八阵；河车路：大椎至命门段；内关、三阴交。

手法：杵针用补法，或平补平泻法。

方义：心藏神，心怵惕思虑则伤神，神气不足则悲，血不足则恐，故取神道八阵、至阳八阵、内关以补养气血，宁心安神。脾气虚则津液失布，故取河车路、三阴交心脾同治。肾阴虚则不制心火，虚火妄动，故取命门八阵以滋补肾阴。

加减：神志朦胧加人中、中冲；四肢震颤加太冲、阳陵泉；木僵加百会八阵、大陵；口噤加合谷、颊车；呃逆加中脘八阵、足三里；失语加通里、哑门八阵；耳鸣耳聋加翳风、听会、中渚。

〔**按语**〕

梅核气与脏躁类似西医学中的癔病，是一种心因性的情志病。在患者意识清楚的情况下，治疗时不能忽视语言的暗示作用，应该恰如其分地解除患者的思想顾虑，树立战胜疾病的信心，这样可以提高疗效。

本病应与器质性脑病和脑肿瘤、脑动脉硬化、脑外伤等所产生的精神症状鉴别。胸闷作痛，吞咽不利者，应与食道疾病鉴别。

二十、黄疸

黄疸是以目黄、肤黄、尿黄为主要症状，其中尤以目睛黄染为重要特征的一种疾病。疸与瘅通，故亦称黄瘅。发黄乃因胆失疏泄，胆汁外渗所致，然其致病之因，总不外乎湿。《金匮要略·黄疸病脉证并治》说："黄家所得，从湿得之。"

临床上常见的急慢性肝炎、胰腺炎、胆石症、肝硬化等，伴有黄疸者，可参照本节辨证施治。

【病因病机】

黄疸的致病因素主要为湿邪，如外感湿热之邪，蕴结脾胃，熏蒸肝胆，以致疏泄功能阻滞，胆液不循常道，浸淫于外，溢于肌肤发黄而成阳黄。若感受疫毒湿邪，则病势更为暴急。

若因酒食不节，饥饱失宜，或因思虑劳倦过度，均能损伤脾胃，中阳不运，湿从寒化而内阻，胆液为湿所遏，渗溢于肌肤而成阴黄；或由阳黄失治转为阴黄。

黄疸的病机总因胆液不循常道，上泛于目则目似金黄，外溢肌肤则肤黄如染，渗于膀胱则尿黄短涩。阳黄多属外感，病程较短；阴黄多属内伤，病程较长。但阳黄迁延日久，也可能转为阴黄；阴黄复感外邪，亦可出现阳黄，形成虚实夹杂的证候。

【辨证施治】

目黄乃因胆汁溢于目，肤黄乃因胆汁泛于肤，尿黄则因胆汁渗于膀胱。目黄、肤黄、尿黄三者，是黄疸的主要特征。

1. 阳黄

证候：黄色鲜明，发热，口渴，小便黄而短赤，腹胀，大便秘结，胸闷呕恶，舌苔黄腻，脉滑数。

治法：疏泄肝胆，清化湿热。

处方：至阳八阵；河车路：大椎至命门段；阳陵泉、阴陵泉、太冲、内庭。

手法：杵针用泻法。

方义：湿热客于胆腑而发黄，故取至阳八阵、河车路以清热利胆，化湿退黄。阳陵泉为胆经合穴，太冲为肝经原穴，二穴相配，可疏肝利胆。阴陵泉为足太阴合穴，可清化在里之湿邪。内庭乃足阳明荥穴，可利小便而清脾胃湿邪。如此湿热化，肝胆调，则胆汁循于常道，而黄疸可退。

加减：胸闷呕恶者加内关、公孙，二穴为八脉交会穴，有和胃降逆作用；腹胀便秘，加天枢、腰俞八阵以下气通腑；湿热兼有表邪者，加后溪、曲池、大椎八阵以清化在表之湿热；神昏者加人中、中冲、少冲放血，以泄其营热。

2. 阴黄

证候：黄色晦暗，神疲乏力，食少便溏，畏寒，脘痞腹胀，舌质淡苔腻，脉沉迟。

治法：健脾利胆，温化寒湿。

处方：至阳八阵、中枢八阵；河车路：大椎至命门段；中脘、足三里、三阴交。

手法：杵针用补法，并加灸法。

方义：阴黄之病机偏于寒湿，故以至阳八阵、中枢八阵、河车路以健脾温运为主，脾健湿化则胆利，胆汁自归常道而行。中脘为六腑之会，合足三里，健脾胃而能化寒湿。三阴交导湿下行。诸穴相配，则能健脾利胆，温化寒湿。

加减：神疲胃寒者，加命门八阵、气海八阵以温养脾胃之阳；大便溏薄者，加天枢、关元八阵以温运脾胃，利湿止泻。

〔**按语**〕

杵针治疗急性黄疸性肝炎效果较好，在急性期应严格执行隔离消毒制度。其他原因引起之黄疸，可采用中药或中西医结合治疗，并配合杵针治疗。在黄疸的治疗期间应注意饮食的调养和精神的调节。

二十一、中风

中风是一种常见的急性疾病，患者大都为中老年人。本病以突然昏仆，不省人事，半身不遂，或神识稍昧，口角歪斜等为主症。古代文献从其发病急骤和症状特征，有如矢石之中，暴风之疾，故有"卒中""厥证""偏枯"等名称。本病在发作前有眩晕、指麻等短暂性脑缺血发作先兆症状出现。

脑出血、脑梗死、脑血管痉挛等病及其后遗症，均可参照本节治疗。

【病因病机】

本病的发生原因，历代医家立论不尽相同。综合前人对本病的论述，认为其主要原因为风、火、痰三者为患，病变涉及心、肝、脾、肾等脏腑。

人至中年，由壮渐老，或因房室不节，劳累太过，肾阴不足，肝阳偏亢；或因体质肥胖，恣食甘腻，湿盛生痰，痰郁生热；或更兼忧思、恼怒、嗜酒等诱因，均可导致经络脏腑功能失常，阴阳偏颇，气血逆乱，而发生中风。

若肝风内动，痰浊瘀血阻滞经络，病位较浅，病情较轻，则仅见肢体麻木不遂、口歪语涩等经络证候，称为中经络。

若属风阳暴升，与痰火相夹，迫使血气并走于上，阴阳平衡严重失调，痰热蒙闭心窍，病位较深。病情较重，则呈现肢体瘫痪、神昏、失语等脏腑证候，称为中脏腑。

中经络者，如反复发作，病情由轻转重，亦可出现中脏腑证候。中脏腑者，救活脱险，病情由重转轻，但多后遗经络证候。

【辨证施治】

中风先兆：中风多因气血上逆为病，故有眩晕、心悸、肢麻，手足乏力、舌强等先兆症状。

1. 中经络

证候：病在经络，未及脏腑，或脏腑功能渐见恢复，而经络气血仍然阻滞。症见半身不遂，肌肤不仁，舌强言謇，口角歪斜，脉弦滑等。

治法：通经活络。

处方：百会八阵、神道八阵；河车路：大椎至长强段。

手法：杵针用平补平泻法。

方义：风病多犯阳经，阳主动，肢体运动障碍，其病在阳，故取督脉经腧穴，百会八阵、神道八阵、河车路以行气活血，疏通经络。

加减：半身不遂在上肢者加肩髃、曲池、合谷、外关；在下肢者加环跳、阳陵泉、足三里、解溪、昆仑；肘部拘挛加曲泽；腕部拘挛加大陵；膝部拘挛加曲泉；踝部拘挛加太溪；手指拘挛加八邪；足趾拘挛加八风；语言謇涩加廉泉、通里；口眼歪斜者加地仓、颊车。

2. 中脏腑　病入脏腑，病势急重，症见突然昏仆，不省人事，并见半身不遂，舌强失语，口角歪斜流涎等症。根据病因病机的不同，又可分为闭证和脱证两类。

（1）闭证

证候：多因气火冲逆，血菀于上，肝风鸱张，痰浊壅盛。症见神志昏昧，牙关紧闭，两手紧握，面赤气粗，喉中痰鸣，二便闭塞，舌红苔黄腻，脉弦滑而数。

治法：醒脑、启闭、开窍、清热、息风、豁痰。

处方：百会八阵、神道八阵；河车路：大椎至命门段；人中、十二井穴、太冲、丰隆、劳宫。

手法：杵针用泻法。井穴刺血。

方义：中风闭证乃由肝阳鸱张，气血逆乱，夹痰浊瘀血蒙闭清窍，故取百会八阵、神道八阵、河车路以清热泻火，平肝息风，豁痰开窍。取十二井穴刺血，以醒脑开闭，泄热开窍，此乃《内经》"血实宜决之"之意。肝脉上达颠顶，泻太冲可降肝经逆气，以平肝息风。丰隆为足阳明经别络，取之以调理脾胃气机，蠲化痰饮。心与心包络同治，取荥穴劳宫泄热开闭。

加减：牙关紧闭者配颊车、合谷；语言不利配哑门、廉泉；若神志渐醒者，去十二井穴、人中，以免损伤气血。

（2）脱证

证候：由于真气衰微，元阳暴脱，症见目合口张，手撒，遗溺，鼻鼾息微，四肢逆冷，脉象细弱等症。若见汗出如油，两颧淡红，脉微欲绝或浮大无根，为真阳外越之危候，最为难治。

治法：温补壮阳，回阳固脱。

处方：百会八阵、神道八阵；河车路：大椎至命门段；关元、神阙、气海。

手法：杵针用补法，并可加大艾灸法。

方义：百会八阵、神道八阵、河车路以温补阳气，醒脑开窍。阴阳互根，元阳外脱，必从阴救阳，关元为任脉与足三阴经之会穴，乃三焦元气所出，联系命门，是阴中有阳之穴；气海为生气之海，有扶阳益气，以救脱逆的作用；神阙位于脐中，为生命之根蒂，为真气所系，故用大艾条，以回垂绝之阳。

加减：虚汗不尽，加阴郄；小便不禁加三阴交、足三里。

〔按语〕

中风初起，病情危重者，应尽量在原地抢救，避免搬动颠簸，以防引起病情恶化。

有中风后遗症者，指导患者进行瘫痪肢体的功能锻炼和语言练习。

凡老年形盛气虚，或肝阳上逆，自觉头晕指麻，偶有语涩者，可能是中风的预兆，宜保持情志平静，饮食清淡，起居有常，并杵针风市、足三里、百会八阵以预防。

二十二、眩晕

眩晕又称眩冒。眩是指眼花，晕是指头晕，通常称为头旋眼花，是一种临床上常见的病症。轻者发作短暂，平卧闭目片刻即安；重者如乘坐舟车，旋转起伏不定，以致站立不稳；或时轻时重，兼见他证而迁延不愈。

本病可见于高血压、动脉硬化、内耳性眩晕、贫血、神经衰弱等。

【病因病机】

本病常与素体虚弱、病后体虚、忧思郁怒及饮食厚味等有关。本病的发生有因心脾亏损，气血不足，不能上充髓海而发；有因肾精不足，肝失濡养，肝阳上扰清窍所致；有因素属湿盛之体，过食厚味，聚湿生痰，上蒙清阳而为眩晕。有因情志失调，郁怒动肝，肝阳偏亢，风阳内动引起眩晕。

【辨证施治】

1. 气血虚弱

证候：头晕目眩，神疲乏力，四肢倦怠，面色白，心悸失眠，怯冷蜷卧，舌质淡，脉微细。

治法：补益气血。

处方：至阳八阵、百会八阵；河车路：大椎至命门段；足三里、气海。

手法：杵针用补法，并可加灸法。

方义：本证是由气血不足而发病，治当从气血生化之源脾胃着手。取至阳八阵、河车路、足三里能健脾和胃，运化水谷，生精化血，以资生化之源。百会八阵、气海能补气以运血，使髓海得以充养而眩晕自止。

加减：心悸加内关、神道八阵；失眠加神门、三阴交；饮食不佳，食后腹胀者加中脘八阵。

2. 肾精亏损

证候：头晕旋转，视物昏黑，兼疲乏易累，腰酸耳鸣，舌红少津，脉细弱。

治法：补肾益精。

处方：命门八阵、百会八阵；河车路：大椎至长强段；太溪、足三里。

手法：杵针用补法。

方义：本证由肾精亏损而致，应以补益肾精为主治，故取命门八阵、河车路、太溪补肾气，益肾精，以充脑髓。百会八阵补督脉以益脑髓；足三里以健运脾胃，助其生化之源。如此则肾气盛，脑海充，眩晕自止。

加减：耳鸣耳聋加翳风、听宫。

3. 肝阳上亢

证候：眩晕阵发，头脑胀痛或昏重，常因七情过度而诱发，兼胸胁胀闷，抑郁易怒，脉弦等。

治法：平肝潜阳。

处方：至阳八阵、百会八阵、命门八阵；河车路：大椎至命门段；风池、行间、侠溪。

方义：本证多因肾阴不足而肝阳上亢，故取至阳八阵、百会八阵、河车路以疏理气机，平肝潜阳；风池、侠溪为胆经之穴，与肝经之行间相配，以清肝胆之上亢阳气，是急则治其标之法。更取命门八阵，以实肝肾之阴，为治本之法。

加减：胁胀痛加阳陵泉。

4. 痰湿中阻

证候：眩晕兼见胸痞，恶心呕吐，食欲不振，心烦，舌苔厚腻，脉弦。

治法：和中化湿。

处方：至阳八阵、中枢八阵、百会八阵；河车路：大椎至命门段；中脘八阵、丰隆、内关、解溪。

手法：杵针用平补平泻法，并可加灸法。

方义：痰湿中阻取至阳八阵、中枢八阵、河车路、中脘八阵、丰隆以健运脾胃，化痰浊；百会八阵以平肝治眩晕；内关和胃降逆而止呕吐；解溪能降胃气，化痰浊而治眩晕。如此则脾胃健运，痰湿运化，眩晕自止。

加减：头重如裹加头维；食欲不振加足三里。

〔**按语**〕

内科疾患所引起的眩晕，大多无真正旋转感，有原发疾病的证候可鉴别，如贫血、高血压、神经衰弱等。

内耳性眩晕症，眩晕呈阵发性，有严重的外景旋转或自身摇晃感，不能坐立，体位改变时加重，伴有耳鸣、听力减退及眼球震颤等。

如有长期使用链霉素、新霉素、卡那霉素等药物史者，多属药物中毒引起的眩晕，往往以失听耳鸣为主，若听神经损害严重，杵针疗效多不显著。

眩晕患者平时应保持安静，避免噪音刺激；痰湿重者，应少食或禁食肥甘生痰之品。眩晕发作期间应少饮水，进淡食。

二十三、胁痛

胁痛是指一侧或两侧胁肋疼痛而言，《灵枢·五邪》指出："邪在

巴蜀名医遗珍系列丛书

肝，则两胁中痛。"又说："胆足少阳之脉……是动则病口苦，善太息，心胁痛，不能转侧。"肝脉布胁肋，肝与胆互为表里，胆脉循胁里，过季胁，说明胁痛与肝胆的关系甚为密切。

本病可见于肝、胆囊、胸膜等急慢性疾患及肋间神经痛等。

【病因病机】

1. 肝气郁结 肝位于胁部，其脉分布两胁，肝属风木，其性动而主疏泄，若情志郁结，肝失于条达，或暴怒伤肝，俱能使肝失疏泄，气阻络痹而致胁痛。

2. 湿热侵袭 嗜好酒辣肥腻，积湿生热，移于肝胆；或外感湿热，侵犯肝胆，机枢不利，而致肝胆失于疏泄条达，引起胁痛。

3. 瘀血停着 强力负重，跌仆撞击，胁肋受伤，瘀血停留，阻滞胁络；或因气郁日久，血流不畅，积滞成瘀，阻塞胁络，而致胁痛。

4. 肝阴不足 劳欲肾虚，或久病所伤，精血亏损，肝阴不足，肝经络脉失于濡养而发生胁痛。如《金匮翼·胁痛统论》所说："肝之脉贯膈布胁里，阴虚血燥则经脉失养而痛。"可见，胁痛之病因病机虽各不相同，然总不离于肝胆，其中又以胁络失于畅通为主。

【辨证施治】

1. 气郁胁痛

证候：胁肋作痛，走窜不定，时作时止，疼痛常因情志变动而增减，伴胸闷不舒，饮食减少，嗳气频繁。舌苔薄白，脉弦。

治法：疏肝理气，解郁止痛。

处方：至阳八阵；河车路：大椎至命门段；期门、太冲、侠溪。

手法：杵针用泻法，或平补平泻法。

方义：本证为肝气郁结而致，故取至阳八阵以疏肝理气，解郁止痛。期门为肝经之募穴，与至阳（八阵）相配，有俞募配穴法之意，可加强疏肝理气作用。气郁可以化火，故胆经荥穴侠溪配肝经原穴太冲，不仅可以疏达木气，调理肝胆，尚可清泻少阳郁火。

加减：泛酸者加内关；少寐者加三阴交、神门。

2. 湿热胁痛

证候：胁痛多在右胁，刺痛或灼痛，或兼恶寒发热，口苦心烦，胸闷纳呆，恶心呕吐，目赤或目黄身黄，小便黄赤，舌质红，苔黄腻，脉弦数。

治法：疏肝利胆，清热化湿。

处方：至阳八阵；河车路：大椎至命门段；期门、日月、太冲、阳陵泉、支沟。

手法：杵针用泻法。

方义：本证多由湿热郁结而致，故取至阳八阵、河车路以疏利肝胆，清热利湿，退黄止痛。期门、日月均为募穴，是肝胆之气汇集之处，今湿热犯于肝胆，泻此二穴，可以疏利肝胆，以祛湿热。更配以原穴太冲以增强疏肝利胆，清热利湿之功。支沟、阳陵泉善治胁痛，又能和解少阳而清热化湿。

加减：呕恶者加中脘八阵、内关；恶寒发热者加大椎八阵、曲池；心烦加郄门。

3. 瘀血胁痛

证候：胁痛如刺，痛处不移，持续不断，入夜更甚，有慢性胁痛或跌仆损伤病史，胁下或见癥块，舌苔紫暗或有瘀斑，脉象沉涩。

治法：行气活血，通络止痛。

处方：至阳八阵；河车路：大椎至命门段；章门、大包、膈俞、三阴交、行间。

手法：杵针用平补平泻法。

方义：至阳八阵、河车路以行气活血，通络止痛为主。大包为脾之大络，配以章门穴，可通调胁肋部之络脉。行间疏肝理气。血会膈俞，配以三阴交活血，气行血活，脉络畅通则胁痛可止。

加减：跌仆损伤，可结合痛部取穴。

4. 阴虚胁痛

证候：胁痛隐隐，绵绵不休，口干咽燥，心烦眩晕，舌红少苔，脉弦而细数。

治法：养阴柔肝，和络定痛。

处方：至阳八阵、命门八阵；河车路：大椎至命门段；三阴交、大溪、血海。

手法：杵针用补法。

方义：至阳八阵、河车路疏肝理气，活血止痛。三阴交养阴柔肝。太溪、命门八阵滋肾水，以涵肝木。血海养阴血，使阴血充沛，络脉得养，则虚痛可止。

加减：脾胃虚弱者加足三里；虚烦自汗者加后溪、复溜、阴郄；头晕者加百会八阵。

二十四、水肿

水肿又名水气，是指体内水液潴留，泛溢肌肤引起头面、眼睑、四肢、腹背，甚或全身浮肿而言。根据虚实辨证，可概括为阴、阳两大类。阳水肿发病急，头面先肿，其势以腰以上为甚；阴水肿发病缓，足跗先肿，其势腰以下为显。

水肿可见于多种疾病，如心性水肿、肾性水肿、营养性水肿等，均可参考本节诊治。

【病因病机】

人体内水液运行和调节，全仗肺气之通调，脾气之输布，肾气之蒸化，三焦之决渎，膀胱之气化畅行而小便通利，水气畅行。若三焦气化失职，则气机不利，水液壅滞，排泄失常，渗于皮肤，溢于肌腠而发为水肿。

如外感风邪，肺气不宣，不能通调水道，水湿流溢，则水肿偏于阳。

若内伤劳倦太过，损伤脾肾，脾肾阳虚不能蒸化水液，则水肿偏于阴。亦有水肿迁延，反复不愈转化而为阴水肿。

【辨证施治】

1. 阳水

证候：多为急性发作，初起面目微肿，继则遍及全身，以腰以上肿甚，皮肤光泽，胸中烦闷，尿短涩。或兼有恶寒发热，肢体酸痛，咳嗽气粗，脉浮等外感症状。若见形寒无汗，舌苔白滑，脉浮紧，为风寒所侵；若见咽喉肿痛，舌苔薄黄，脉浮数，为风热所袭。

治法：疏风利水。

处方：身柱八阵、命门八阵、大椎八阵；河车路：大椎至长强段；偏历、阴陵泉、合谷。

手法：杵针用泻法。

方义：阳水属实，多因外感，治宜宣散，故取大椎八阵、身柱八阵以宣肺散邪，祛风解表。配以偏历、合谷增强宣散之力，以使风邪湿气从外而解。命门八阵、河车路、阴陵泉运脾利水，通调水道，使水邪下输膀胱，邪从内解。诸穴相配，共奏疏风利水之功。此乃表里分消之法则。

加减：咽喉痛加少商；面肿加水沟；发热加曲池；头痛加百会八阵。

2. 阴水

证候：发病初起足跗微肿，继则胫腹、面部等渐见浮肿，肿势时起时消，气色晦滞，小便或清利或短涩，大便溏泄，喜暖畏寒，兼见脘痞，四肢倦怠，舌淡苔白，脉沉细或迟。

治法：温肾健脾，助阳利水。

处方：中枢八阵、命门八阵、腰阳关八阵；河车路：至阳至长强段；水分、气海、太溪、足三里。

手法：杵针用补法，并可加灸法。

方义：本证是因肾阳衰微，水液失于蒸化，脾气虚弱，中阳不运所致，故取中枢八阵、命门八阵、河车路、腰阳关八阵以温运脾肾之阳气，利水除湿。太溪可温补肾阳，化气行水；气海重灸，亦可助阳化气；水分则擅长分利水邪以消肿。足三里可健脾益气，运化水湿。从而共奏助阳化气，行水消肿之功。此方为标本同治之法。

加减：脘痞加中脘八阵；便溏加天枢。

〔按语〕

水肿在治疗时应卧床休息，保暖，防止受凉引起感冒。饮食宜忌盐，少喝水。水肿消退后，可进低盐饮食。

水肿后期，出现水毒凌心犯肺证候，可配以内关、神门、尺泽、中脘八阵、气海八阵、十宣、人中、血海、太冲等穴急救，并须立即采取综合治疗措施。

二十五、腰痛

腰痛又称腰脊痛，为临床上常见的一种病症，以一侧或两侧俱痛为特征。腰为肾之府，肾脉循行"贯脊属肾"，可见腰脊痛与肾之关系甚密。而腰脊部经脉、经筋、络脉的病变，亦可发生腰痛。

腰痛多见于腰部软组织损伤、脊柱病变等。本节重点叙述寒湿腰痛、瘀血腰痛、肾虚腰痛等证型。其他原因引起的腰痛，可参考有关章节论治。

【病因病机】

1. 寒湿阻络　多因坐卧冷湿之地，或涉水冒雨，身劳汗出，衣着冷湿等，都可感受寒湿之邪。寒邪凝敛收引，致经脉受阻，气血运行不畅，引起腰痛。

2. 瘀血腰痛　每因跌仆闪挫，经络受损，气滞血瘀；或弯腰劳作过度，气血运行不利，遂致腰痛。

3. 肾气亏损　老年体弱，肾气不足，或久病虚损，或房劳过度，耗伤肾气，精气亏耗，无以濡养筋脉而发生腰痛。正如《素问·脉要精微论》所说："腰者，肾之府，转摇不能，肾将惫矣。"

概言之，腰痛之因，外为感受寒湿之邪，阻滞经络；内因肾虚亏损，精气不足以濡养筋脉；或为跌仆闪挫，暴力打击，瘀血阻滞经络等。其发病机理可用"不通"二字概括，经络阻滞，不通则痛。

【辨证施治】

1. 寒湿腰痛

证候：腰部冷痛重着，转侧不利，迁延缠绵。每于气候骤变，阴雨寒冷时发作或加重，喜暖喜按，活动后疼痛减轻，舌苔白腻，脉沉缓或沉迟。《金匮要略·五脏风寒积聚病脉证并治》曰："肾着之病，其人身体重，腰中冷，如坐水中，形如水状……腰以下冷痛，腹重如带五千钱。"

治法：温经散寒，祛湿止痛。

处方：命门八阵；河车路：命门到长强段；委中、昆仑。

手法：杵针用泻法，并可加灸法。

方义：腰为肾之府，故用命门八阵、河车路以温肾助阳，温散寒湿。委中疏通足太阳经经气，为治腰背疼痛的要穴。昆仑为足太阳膀胱经腧穴，有温经散寒，祛湿止痛之功。诸穴相配，寒散湿除，腰痛自止。

2. 瘀血腰痛

证候：腰痛如刺，痛有定处，痛处拒按，腰痛不能转侧，腰部触之僵硬或牵掣感，舌质紫暗，或有瘀斑，脉涩。部分病人有外伤史。

治法：活血化瘀，通络止痛。

处方：命门八阵、腰俞八阵；河车路：至阳至长强段；委中、膈俞。

手法：杵针用泻法，或平补平泻法。

方义：命门八阵、腰俞八阵、河车路行气活血，化瘀通络，调气止痛。血会膈俞，可以活血散血。委中祛瘀止痛。如此则气行瘀化，经络通利，腰痛自止。

3. 肾虚腰痛

证候：起病缓慢，腰痛绵绵，以酸软为主，喜按喜揉，腿膝无力，劳则痛甚。若伴面色㿠白，神疲肢冷，滑精，舌淡，脉沉细，为阳虚。若伴心烦失眠，咽干口燥，面色潮红，五心烦热，舌红少苔，脉细数者，为阴虚。

治法：补益肾气。肾阳虚者，温肾助阳；肾阴虚者，滋阴补肾。

处方：命门八阵；河车路：至阳至长强段；关元八阵、太溪。

手法：杵针用补法。肾阳虚可以加灸法。

方义：命门八阵、河车路补益肾气；关元八阵温补肾气；太溪为肾经原穴，有滋阴清热之功，可以治疗肾阴虚之腰痛。

〔按语〕

因脊椎结核、肿瘤等引起之腰痛，应综合治疗。

二十六、癃闭

癃闭是指以小便量少，点滴而出，甚至闭塞不通为主症的一种病症。小便不利，点滴而少，病势较缓者为癃；小便闭塞不通，病势较急者为闭。癃和闭只是病情轻重之不同，临床上又有由癃至闭者，故多合称癃闭。《素问·宣明五气论》说："膀胱不利为癃。"《灵枢·本输》曰："三焦……实则癃闭。"说明本病病位在膀胱，而且与三焦气化息息相关。

本节以各种原因引起的尿潴留为范畴。至于因肾脏实质性病变而引起的无尿证，是水液不能下输膀胱，水泉枯涸，与有尿不能排出的癃闭截然不同，自当分别论治。

【病因病机】

肾主水，司开阖，若气化失常，开阖不利，则可能发生癃闭。此外，肺失清肃下降、脾失转输等均可影响三焦气化，导致癃闭发生。如因上焦肺热失宣，中焦湿热不化，热壅而下注膀胱，膀胱气化失司，以致水道不得通利。或因肾气受损，命门火衰，阳气无以化阴，导致膀胱气化无权而发为癃闭。亦有由跌仆外伤及下腹部外科手术引起的筋脉瘀滞，膀胱气化受损，而致尿闭者。

【辨证施治】

1. 肾气不足

证候：小便淋漓不爽，排尿无力，面色㿠白，神气怯弱，腰膝酸软，舌质淡，脉沉细而尺弱。

治法：补益肾气，化气通癃。

处方：命门八阵、腰阳关八阵、腰俞八阵；河车路：命门到长强段；阴谷、气海八阵。

手法：杵针用补法。肾阳虚可加灸法。

方义：本证因肾气不足，命门火衰，治疗当以培补肾气为主，故取命门八阵、腰阳关八阵、腰俞八阵、河车路以补益肾气。阴谷为肾经合穴，有振奋肾经气机之作用，更取任脉气海八阵以温补下焦，达到补肾气、理三焦、通尿闭的效果。

加减：肛门作坠加百会八阵；心中烦躁加内关。

2. 湿热下注

证候：小便量少、热赤，甚至闭塞不通，小腹作胀，口渴，舌质红，苔黄，脉濡数。

治法：清热利湿。

处方：命门八阵、腰阳关八阵、腰俞八阵；河车路：命门至长强段；三阴交、阴陵泉、中极。

方义：本证由脾经湿热之邪下注膀胱所致，膀胱为州都之官，气化所出，湿热蕴结，使膀胱气化失司，故取命门八阵、腰阳关八阵、腰俞八阵、河车路以清利下焦湿热；三阴交、阴陵泉、中极理脾、清热、利湿，疏调下焦之气而利湿热。

加减：湿毒上犯喘息者加尺泽、少商放血；心烦加内关。

3. 外伤

证候：小便不利，欲溲不下，小腹胀满。有外伤史和手术史。

治法：调理膀胱气机。

处方：命门八阵、腰阳关八阵、腰俞八阵；河车路：命门至长强段；中极、三阴交、血海。

手法：杵针用平补平泻法。

方义：外伤和手术可使膀胱气机受阻，而发生尿闭，故取命门八阵、腰阳关八阵、腰俞八阵、河车路以调理膀胱之气机。中极为膀胱经募穴，配以足三阴经交会穴三阴交，以通调下焦之气机而利小便。外伤血瘀阻络，取血海有化瘀开决之功。

〔**按语**〕

尿潴留膀胱过度充盈时，下腹部穴位杵针治疗时手法应轻。如属机械性梗阻或神经损伤引起者，须明确发病原因，采取相应措施。

二十七、淋证

淋证是以小便频急，淋漓不尽，尿道涩痛，小腹拘急，痛引脐中为临床特征，多因膀胱湿热、肾虚、气化失司，水道不利所致。

急性尿路感染、结石、结核、急慢性前列腺炎及乳糜尿等，有类似本病者，均可参考本节论治。

【**病因病机**】

淋证的病因以湿热为主，病位在肾与膀胱。感湿热于外者，或因外阴不洁，秽浊邪气上犯膀胱，或他脏外感湿热，传于膀胱。湿热从内生者，或过食肥甘，脾虚不化，积湿生热，移于膀胱，湿热邪气蕴结膀胱，气化失司，水道不利，遂发为淋证。湿热邪毒客于膀胱，小便灼热疼痛为热淋；膀胱热盛，灼伤阴络，血随尿出而为血淋；湿热久蕴，结为结石，尿中带有砂石，阻塞尿道，刺痛难忍者为石淋；湿热久留伤正，脾肾失于运化和固摄，清浊不分，膏脂溢于膀胱，随尿而出者为膏淋；气郁化火，气火郁于下焦，以致膀胱气化不利，则为气淋；劳伤过度，肾气衰惫，气化不及而导致淋证者，则为劳淋。

【辨证施治】

证候：小便频涩疼痛，小腹拘急，痛引腰腹，为诸淋的基本特点。

热淋：起病急骤，恶寒发热，小便短赤，灼热疼痛，小腹坠胀，口苦便秘，舌红苔黄腻。

血淋：小便频急，热涩刺痛，尿中带血，夹有血丝血块，小腹微有胀痛，舌苔黄腻，或舌红少苔，脉细数。

气淋：少腹及会阴部痛胀不适，排尿乏力，小便断续，甚则点滴而下，尿意频繁，少气，腰酸，神疲，舌质淡，脉细弱。

石淋：小腹及茎中胀急刺痛，排尿常因有砂石而中断，变换体位常能畅通。尿色多无变化，或因感染或砂石刺伤脉络，则尿色黄或带血。舌苔白或黄腻，脉弦数。如结石位于尿路中上段，则腰部、腹部可发生剧烈疼痛，甚至面色苍白，恶心呕吐，出冷汗等。

膏淋：小便涩痛，混浊如脂膏或如米泔水者，上有浮油，沉淀有絮状物，或夹凝块，或混有血丝、血块，舌白微腻，脉象濡数。

劳淋：久淋不愈，遇劳倦、房室即加重或诱发，小便涩痛轻微，余沥不尽，腰痛缠绵，痛坠及尻者为劳淋。

治法：清热化湿，疏利膀胱。

处方：命门八阵、腰阳关八阵、腰俞八阵；河车路：命门至长强段；中极、阴陵泉、足临泣、水泉。

手法：杵针用泻法。膏淋、劳淋用补法，并可加灸法。

方义：淋证以膀胱湿热为主，故以命门八阵、腰阳关八阵、腰俞八阵清热化湿，疏利膀胱；配以河车路加强疏利膀胱、清热化湿的作用。中极为膀胱募穴，能疏利膀胱；脾经合穴阴陵泉清热化湿利尿。肾与膀胱相表里，故取肾经水泉穴以助化湿利尿，通利水通。足临泣为子经子穴，正合《难经》补母泻子之法，以泻膀胱湿热之邪。

加减：寒热者加大椎八阵、曲池、合谷；尿血加血海、三阴交；石淋者加委阳、然谷；膏淋者加气海八阵、百会八阵；气淋者加行间、曲泉；劳淋者加气海八阵、足三里。

〔按语〕

肾结石绞痛发作时可杵针治疗以镇痛，并可催结石下移。若并发严重感染，肾功能受损，或查知结石体积较大，杵针难以奏效者，可采用其他疗法配合治疗。

二十八、遗精

遗精是指不因性交而精液自行泄出的一种病症，有梦遗和滑精之分。有梦而遗者，名为梦遗；无梦而遗，甚至清醒时精自滑出者，名为滑精。一般成年男子未婚者，偶尔遗精属于生理现象，不作病态。

神经衰弱、精囊炎及睾丸炎等引起的遗精可参考本节施治。

【病因病机】

本病多属心、肾为患。如劳神过度，动念妄想，思慕不已，以致心阴亏耗，心火内炽，肾阴暗耗，引动相火，扰动精室。或因恣情纵欲，房室无度，或梦遗日久，或频犯手淫，以致肾气虚惫，阴虚则虚火妄动，精室受扰，精关不固而泄。或因食肥甘辛辣厚味，蕴湿生热，湿热下注，以及包皮异常均能导致精室不宁，发生遗精。

【辨证施治】

1. 梦遗

证候：梦境纷纭，阳事易举，遗精有一夜数次，或数夜一次，或兼早泄，兼见头晕、心烦失眠，腰酸耳鸣，小便黄。舌质偏红，脉象洪数。

治法：清心降火，滋阴涩精。

处方：神道八阵、命门八阵；河车路：大椎至命门段；关元、中封。

手法：杵针用泻法，或平补平泻法。

方义：心为君火，肾为相火。心有所感则君火动于上，夜有所梦则相火应于下，遂致精室动摇，精液自泄。本方取神道八阵清心宁志，命门八阵补肾滋阴，河车路交通心肾。关元为足三阴与任脉之会穴，用以摄补下焦元气，配足厥阴经穴中封，以降肝火而止梦遗。心火清而能下承于肾，肾阴充而能上济于心，心肾交通，梦遗自摄。

加减：失眠加神门、厉兑、内关；头昏加百会八阵。

2. 滑精

证候：无梦而遗，甚则见色流精，滑泄频繁，腰部酸冷，面色白，神疲乏力，或兼阳痿，自汗，短气，舌质淡，苔白，脉细或细数。

治法：补益肾气，固涩精关。

处方：命门八阵、气海八阵；河车路：至阳至长强段；内关、三阴交。

手法：杵针用补法。

方义：命门八阵、气海八阵、河车路能益气固精，治下元之虚衰。三阴交是贯通肝、脾、肾三经的要穴，用以治疗滑精，可以补益三阴之虚损。内关能清心宁神。肾气固，心神宁则滑精自止。

加减：自汗者加阴郄、足三里；少气加身柱八阵。

〔按语〕

遗精在治疗的同时，应指导患者消除疑虑心理，克服诱发遗精的因素，讲究精神卫生，建立良好的生活习惯，坚持适当的体育锻炼，有利于提高疗效。

二十九、阳痿

阳痿，别称阴痿，指成年男子未至性功能衰退期而出现阳物不举或举而不坚，常伴遗精、早泄等。

【病因病机】

本病发生原因多由早婚纵欲，或少年误犯手淫而伤肾气。精气亏虚，命门火衰，阳不能举，或暴怒久惧，而致气下，宗筋失充，痿弛不举，可见阳痿一证，与肝肾关系密切。

【辨证施治】

证候：阳物痿软，不能勃起，或举而不坚，常伴有精神萎靡，心绪不宁，神怯多忧，头晕目眩，腰膝酸软，舌质淡，苔薄白，脉沉细，尤以尺部为甚。

治法：补肾为主。

处方：命门八阵；河车路：至阳至长强段；关元八阵、三阴交、中封、阳陵泉。

巴蜀名医遗珍系列丛书

手法：杵针用补法，并可加灸法。

方义：本病主要以肾气虚衰为主，故取命门八阵、河车路以补益肾气。关元（八阵）为元气之根，能补益元气，振奋肾阳；三阴交能培补肾气，以振奋肾经功能。肾气得振，作强之功可得恢复。又阳物为诸经之会，肝主筋，其脉绕阴器，故取筋之会穴阳陵泉和肝经经穴中封补肝强筋，以助阳事。

〔按语〕

本病多数属功能性，故在治疗的同时，须做好患者的思想工作，治疗期间应停止房室。

三十、头痛

头痛指头颅上半部的疼痛，是一种自觉症状，常见于各种急、慢性疾病。本病涉及的范围很广，本节就常见的外感头痛、内伤头痛之肝阳上亢、气血不足、痰湿阻滞等引起者进行介绍。

【病因病机】

因于外感者，外感风、寒、湿、热等邪，侵袭经络，上犯颠顶，清阳受阻，气血凝滞，阻遏经络，而致头痛。

因于内伤者，肝阳头痛者多因情志郁怒，气郁化火，肝阳偏亢；或因肾阴素亏，水不涵木，肝阳上僭，风阳旋扰而头痛。痰浊头痛者多因素来体质肥胖，偏嗜甘肥，湿盛生痰，痰浊阻遏经隧，清阳不展而头痛。血虚头痛者多因久病体虚或失血之后，血虚不能上荣脑髓，络脉空虚而为头痛。瘀血头痛者多因头痛日久，久痛入络，络脉瘀滞，或因跌仆损伤，脑髓受损，气血运行不畅，形成瘀血头痛。

以虚实概言头痛病机，实则因脑络受滞，不通则痛；虚则因髓海失养，不营而痛。

【辨证施治】

1. 外感头痛

证候：头痛头昏，恶寒发热，脉浮。若因风寒头痛者，痛连项背，恶寒无汗，舌苔薄白，脉浮紧。若风热上扰者，气血逆乱而经络受扰，头痛而胀，甚至头痛如裂，发热恶寒，面红目赤，口渴欲饮，尿黄，舌红苔黄，脉浮而数。若因风湿所犯者，清阳受阻，头痛如裹，肢体困重，纳呆胸闷，小溲不利，大便或溏，舌苔白腻，脉濡；风湿头痛每于阴雨风寒天气则复发。

治法：祛风解表，通络止痛。

处方：百会八阵、风府八阵、大椎八阵；河车路：从脑户至大椎段；曲池、合谷、太阳。

手法：杵针用泻法。风寒者可以加灸法。

方义：外邪所犯，首当解表，故取百会八阵、风府八阵、大椎八阵、河车路以疏风解表，疏通经络，而止头痛。合谷为手阳明经原穴，与手太阴经为表里，有祛邪解表作用。曲池有疏风通经作用；太阳通络止痛，调理气血。诸穴相配，表解而痛止。

头痛之治，尚应结合经络辨证，前额痛为阳明经头痛，可加内庭、上星、阳白。侧头痛者属少阳经头痛，可配率谷、中渚。后头痛者属太阳经头痛，可配天柱、昆仑、后溪。颠顶痛者，多属肝经，可配行间。风湿痛者，可加头维、中渚。

2. 内伤头痛

（1）实证

证候：内伤头痛实证者，无表证，少虚象，以别于其他头痛。其中

198

有肝阳上亢、痰浊阻滞、瘀血阻络等不同类型，由于病因病机不同，证候各有特点。

肝阳上亢者，头角掣痛，眩晕，心烦易怒，面红目赤，口苦，舌质红，脉弦。常因精神紧张而发病。

痰浊阻遏者，头额疼痛，昏蒙如裹，胸脘痞闷，呕吐痰涎，便溏，舌苔白腻或白滑，脉滑。

瘀血阻络者，头痛如刺，经久不愈，痛处固定，或有头部外伤史，舌质紫暗或有瘀斑，脉细或细涩。

治法：以通络止痛为基本法则，兼以平肝降逆，化痰降浊，行气活血。

处方：百会八阵、风府八阵；河车路：脑户至大椎段；率谷、络却。

手法：杵针用泻法，或平补平泻法。

方义：督脉经循颠顶，还入脑中，膀胱经循额、颠、枕、项，其支脉从颠入络脑，胆经循于头角，故取百会八阵、风府八阵、河车路、率谷、络却以调理头部气血，疏通脑络而止痛。

加减：肝阳上亢者，加太冲、太溪、头临泣以平肝潜阳；痰浊阻遏者加丰隆、中脘八阵、头维以理气化痰，降浊止痛；瘀血头痛者加三阴交、膈俞、血海以活血化瘀，通络止痛。

（2）虚证

证候：内伤头痛虚证者，无表证，实象较少，常见的有阳气不足、气血虚弱、精血亏损等。

阳气不足者，肾阳衰弱，自觉头中隐隐作痛，病程较长，常兼眩晕，腰痛膝软，畏寒肢冷，神疲乏力，遗精带下，小便清长，舌质淡或胖嫩，脉沉细。

气血虚弱者，头痛头晕，遇劳则甚，心悸怔忡，失眠多梦，面色白，舌质淡，苔薄白，脉虚无力。

精血亏损者，髓海失养，自觉头中空痛，每兼眩晕耳鸣，腰膝酸软，遗精盗汗，舌红少苔，脉细无力。

治法：益气养血，温补肾阳，补益肾精，和络止痛。

处方：百会八阵、至阳八阵、命门八阵；河车路：大椎至长强段；气海八阵、三阴交、足三里。

手法：杵针用补法，并可加灸法。

方义：百会八阵疏理脑部气血，通络止痛；至阳八阵、命门八阵、河车路调养脾胃，益气养血，温补肾阳，补益肾精。气海八阵能益下元，温补肾中阳气。三阴交为肝、脾、肾三阴经之交会穴，以养精血。足三里以资生化之源。诸穴配伍，体虚得补，髓海得充，脑络得养而经络调和，头痛可止矣。

加减：阳气不足者，加膻中、关元八阵以温阳益气；气血虚弱者，加中脘八阵、中枢八阵以益气养血；精血不足者，加太溪、涌泉以补益肾中之精血。

〔按语〕

杵针治疗头痛有较好的效果，但应与颅脑实质性病变引起者相鉴别以便及时治疗原发病。

附：三叉神经痛

三叉神经痛是指面部、三叉神经分布区内出现阵发性、短暂性剧烈疼痛，临床上以第二支、第三支发病较多。本病可分为原发性和继发性，发病年龄多在中年以后，一般女性患者较多。

巴蜀名医遗珍系列丛书

本病常因触及面部某一点而突然发作，以致病人不敢洗脸、漱口和进食。疼痛呈阵发性闪电样剧痛，其痛如刀割、针刺、火灼，可伴有病侧面部肌肉抽搐、流泪、流涕及流涎等现象。发作时间短暂，数秒钟或数分钟后即行缓解，间歇期间可无症状。

治法：疏经活络，调气止痛。

处方：第一支痛：攒竹、阳白、鱼腰；第二支痛：四白、巨髎、颧髎；第三支痛：承浆、颊车、下关。

还可在远端配以合谷、三间、内庭等穴。

手法：杵针用平补平泻法。

方义：局部穴位有疏理局部经络之气血的作用，远端穴位有调气止痛的作用。

〔**按语**〕

杵针治疗三叉神经痛，有明显的镇痛作用。但对继发性三叉神经痛、三叉神经麻痹须查明原因，采取适当措施治疗。

三十一、落枕

落枕又名颈部伤筋，是由睡眠时颈部位置不当，或因负重颈部扭转，或因风寒侵袭项背，局部脉络受损，经气不调所致。

一般常见头向患侧倾斜，一侧项背牵拉痛，甚至向同侧肩部及上臂扩散，颈部活动受限，并有明显压痛。

本病多见于成年人，儿童罹患极少，在老年则往往是颈椎病变的反应，并有反复发作的特点。

颈肌劳损、颈项纤维组织炎、枕后神经痛等，均可参考本节施治。

【病因病机】

本病主要因睡眠时枕头高低不当，或睡眠姿势不当所致，颈部肌肉长时间被牵拉或扭挫，导致局部经脉气血阻滞不通，而发生拘挛疼痛。亦有因风寒着于颈项，使局部气血滞涩不通，而致落枕。

【辨证施治】

证候：一般在早晨起床后，突然发现一侧颈项强直，难以俯仰转侧，局部酸楚疼痛，或向同侧肩背及上臂扩散，按之压痛明显，但无红肿。若见风寒者，可有头痛恶风等。

治法：疏经活络，行气止痛。

处方：大椎八阵；河车路：风府至身柱段；后溪、悬钟、外劳宫。

手法：杵针用平补平泻法，并可加灸法。

方义：本病以经络阻滞为主，故用大椎八阵、河车路以疏经通络，行气止痛。外劳宫又名落枕穴，在手背第2、3掌指掌关节后约0.5寸的凹陷处，为治疗落枕的经验穴。后溪通于督脉，可治督脉经所循行部位的疾病。悬钟为筋之会穴，故后溪、悬钟相配可治疗颈部伤筋。本方一般均选患侧，杵针施术时，宜嘱患者轻轻摇动颈项。

加减：恶风头痛者，加风府八阵、外关、合谷；肩痛者加肩髃；背痛者，可加身柱八阵。

〔**按语**〕

颈项强痛由颈椎增生或感受风寒而引起者，可用艾炷隔姜灸大椎、风门3～5壮，然后再灸颈椎压痛点及肌肉痉挛部位3～5壮。每灸一壮，患者呼灼痛时，即将姜片在穴位上旋转移动，待艾炷燃尽为止，再易艾炷灸之，不需发泡。灸后可行杵针常规治疗。

巴蜀名医遗珍系列丛书

三十二、痹证

痹，有闭阻不通的意义，张景岳曾解释说："痹者，闭也，闭塞之意。"痹证，是指气血为病邪阻闭而引起的疾病。凡外邪侵入肢体的经络、肌肉、关节等处引起的疼痛、酸楚、重着、麻木和关节肿大屈伸不利等，统称为痹证。临床上根据病邪的偏胜和症状特点，一般可分为行痹、痛痹、着痹和热痹。

风湿热、风湿性关节炎，肌纤维组织炎及坐骨神经痛等，可参考本节论治。

【病因病机】

《素问·痹论》曰："风寒湿三气杂至，合而为痹也。"故痹证之因，不外风、寒、湿三端。

1. 机体卫气不固，腠理疏松，营卫不调；或劳累之后，汗出当风；或居处卑湿，涉水冒寒，以致风、寒、湿邪乘虚侵袭，痹阻经络，发为风寒湿痹。由于机体感受风、寒、湿三邪的偏胜不同，可以分为行痹、痛痹、着痹。《素问·痹论》说："其风气胜者为行痹，寒气胜者为痛痹，湿气胜者为着痹也。"

2. 若素体阳气偏胜，内有蕴热；或阴虚阳亢之体，感受风、寒、湿邪，寒邪入里化热，流注经络关节，而出现热痹的表现。若痹证日久，缠绵不愈，邪留经络，蕴而化热，亦可出现热痹的症状。

此外，痹证经久不愈，邪气壅阻，气血凝滞，脉络不通，亦可出现皮下瘀斑，关节周围结节的瘀血证。

痹证迁延日久，病邪由浅入深，由经络而至脏腑，则产生相应的脏腑病变，出现肺痹、心痹、肝痹等，此即"五脏皆有合，病久而不去者，内舍于其合也"的道理。

【辨证施治】

1. 风寒湿痹

证候：

（1）行痹：肢体关节疼痛，游走不定，关节屈伸不利；或在一处疼痛，向远处放射，牵掣麻木，如风行之速；或兼见恶风发热等表证。舌苔薄白或淡黄，脉浮或浮弦。

（2）痛痹：肢体肌肉、关节疼痛，痛势较剧，一般痛有定处，遇热痛减，遇寒痛增，局部皮肤有冷感，喜揉按，舌苔薄白，脉浮紧或弦紧。

（3）着痹：肢体关节酸痛重着，或肿胀，痛有定处，阴雨风冷天气每易发作，舌苔白腻，脉濡缓。

治法：祛风通络，散寒止痛；行痹以祛风为主，兼以散寒除湿；痛痹以散寒为主，兼以祛风除湿；着痹以除湿为主，兼以祛风散寒。

处方：以局部取穴与循经取穴为主，痛处阿是穴为八阵穴。行痹取膈俞、血海；痛痹取命门八阵、关元；着痹取足三里、商丘。

肩部取肩髃、肩髎、肩贞、臑会、外关、臂臑；肘部取曲池、合谷、天井、外关、尺泽；腕部取阳池、外关、阳溪、腕骨、中渚、后溪；背部取身柱八阵、至阳八阵、命门八阵、腰阳关八阵、腰俞八阵；髀部取环跳、居髎、悬钟；股部取秩边、承扶、风市、阳陵泉、殷门；膝部取犊鼻、梁丘、阳陵泉、膝阳关、曲泉、阴陵泉；踝部取申脉、照海、昆仑、解溪、丘墟。

手法：杵针平补平泻法，并可配合灸法。

方义：上述处方，针对痹证的性质而制定，如行痹为风胜，取膈俞、血海，有活血养血作用，含血行风自灭之意。着痹取足三里、商丘，是因水湿停留，必先由中土不运，以运脾为治湿之本，取之以健运脾胃而化湿浊。痛痹久延，可致阳气衰惫，取关元、命门八阵以益火之源，振奋阳气而驱散寒邪。分部处方，主要是根据病处的经脉循行部位选穴。旨在疏通经脉气血，使营卫调和，则风、寒、湿邪无所依附而痹痛遂解。

加减：颈项强痛，不能转侧者，加风府八阵、后溪、大椎八阵；手指关节疼痛者，后溪透劳宫，合谷透劳宫、液门、中渚、八邪；足趾关节疼痛者，加太冲、八风、行间、昆仑。

2. 热痹

证候：四肢关节游走疼痛，痛不可触，屈伸不利，局部灼热红肿，得冷则舒。多见有咽喉疼痛，发热，汗出恶风，口渴烦闷，小便短赤等症。舌苔黄或黄而厚腻，脉象濡数。

治法：清热化湿，通调气血。

处方：以局部取穴与循经取穴为主。痛处阿是穴为八阵穴。配以大椎八阵、曲池、合谷。

手法：杵针用泻法。

方义：大椎八阵、曲池、合谷清热利湿，解表止痛以治热痹。分部处方，主要是根据病处的经脉循行部位选穴，旨在疏通经脉气血，使营卫调和则湿热之邪无所依附而痹痛可解。

〔**按语**〕

杵针治疗痹证有较好效果，但类风湿关节炎病情缠绵反复，非一时能获效。本病还须与骨结核、骨肿瘤等疾病相鉴别，以免延误病机。痹证患者在平时应注意保暖，避免风寒湿冷侵袭。

附：坐骨神经痛

坐骨神经痛是指在坐骨神经通路及其分布区内发生疼痛，为常见的周围神经疾病。本病多见于青壮年，男性较多，临床上一般分为原发性和继发性。

原发性坐骨神经痛（坐骨神经炎）的发病与受寒、潮湿、损伤及感染等有关；继发性坐骨神经痛为神经通路的邻近组织病变产生机械性压迫或粘连所引起，如腰椎间盘突出症、脊柱肿瘤及椎间关节、骶髂关节、骨盆的病变和腰骶软组织劳损等。按其受损部位，又可分为根性坐骨神经痛和干性坐骨神经痛。

【病因病机】

本病的病因病机总因感受风寒湿热之邪，或跌仆闪挫，以致经络受损，气血阻滞，不通则痛。病久则筋肉失养，可出现相应的臀肌、大腿肌、小腿肌轻度萎缩、麻木、冷痛或灼热感觉。

【辨证施治】

证候：本病多为一侧腰腿部阵发性或持续性疼痛。其主要症状是臀部、大腿后侧、小腿后外侧及足部发生放射性、烧灼样或针刺样疼痛，行动时加重。在大肠俞、关元俞、居髎、环跳、合阳、承山、昆仑、涌泉等穴附近有明显压痛点，抬腿受限。

原发性坐骨神经痛，起病呈急性或亚急性发作，沿坐骨神经通路有放散痛和明显的压痛点，起病数日后最剧烈，经数周或数月后渐渐缓解，常因感受寒湿而诱发。

继发性坐骨神经痛，有原发病可查。咳嗽、喷嚏、排便可使疼痛加重。腰椎旁有压痛及叩击痛，腰部活动障碍，活动时下肢有放射痛。

治法：祛风散寒，除湿清热，通经止痛。

处方：命门八阵、腰阳关八阵、腰俞八阵；河车路：命门至长强段；环跳、承扶、殷门、委中、承山、阳陵泉、绝骨、昆仑。

手法：杵针用平补平泻法，并可加灸法。

方义：命门八阵、腰阳关八阵、腰俞八阵、河车路祛风散寒，清热除湿，通经活络，调气止痛。选环跳、承扶、殷门、委中、承山、阳陵泉、绝骨、昆仑以舒筋理气，活血镇痛。

〔**按语**〕

坐骨神经痛如由肿瘤、结核等原因引起，应治疗原发病；腰椎间盘突出引起的可配合牵引治疗。急性期应卧床休息，椎间盘突出者须卧硬板床。平时应注意保暖，劳动时须采取正确姿势。

三十三、漏肩风

漏肩风又称"肩凝症""肩痹"，患者年龄多在 50 岁左右，故又称"五十肩"。本病女性较多。本病以单侧或双侧肩关节酸重疼痛、运动受限为主症，近代称为肩关节周围炎。

【病因病机】

本病多因营卫虚弱，筋骨衰颓，复因局部感受风寒，或劳累闪挫，或习惯偏侧而卧，筋脉受到长期压迫，遂致气血阻滞而成肩痛。

肩痛日久，由于局部气血运行不畅，蕴郁而生湿热，以致患处发生轻度肿胀，甚则关节僵直，肘臂不能举动。

【辨证施治】

证候：初病时单侧或双侧肩部酸痛，并可向颈部和整个上肢放射，日轻夜重，患肢畏风寒，手指麻胀，肩关节呈不同程度僵直，手臂上举、外旋、后伸等动作均受限制，病情迁延日久，常可因寒湿凝滞，筋脉痹阻，导致患肢发生肌肉萎缩现象。

本病属于风寒湿痹的范围。风胜者多伤于筋，肩痛可牵涉项背手指；寒胜者多伤于骨，肩痛较剧，深按乃得，得热则舒；湿胜者多伤于肉，肩痛固定不移，局部肿胀拒按。

治法：祛风散寒，除湿通络，理气止痛。

处方：大椎八阵；河车路：脑户到大椎段；肩髃、肩贞、臂臑、曲池、外关。

手法：杵针用平补平泻法，并可用灸法。

方义：大椎八阵、河车路以疏经活络，理气止痛。肩髃、肩贞、臂臑为局部取穴，有祛风散寒，活血通络作用。辅以远部取曲池、外关疏导阳明、少阳经气，可以除痹止痛。

加减：肩内廉痛，加尺泽、太渊；肩外廉痛，加后溪、小海；肩前廉痛加合谷、列缺、阿是穴、大杼、风池、手三里、肩髎、天宗等穴。

〔按语〕

本病治疗时，应排除肩关节结核、肿瘤等疾患。肩关节疼痛经治疗，疼痛缓解、肿胀消失后，应坚持关节功能锻炼，由医生指导锻炼方法。

三十四、痿证

痿证，是指肢体痿弱无力，不能随意活动，或伴有麻木、肌肉萎缩的一类病症，以下肢痿弱较多见，故又称痿躄。《素问·痿论》把痿证分为痿躄、脉痿、筋痿、肉痿、骨痿5类。

痿证常见于多发性神经炎、小儿麻痹后遗症、急性脊髓炎、重症肌无力、癔病性瘫痪及周期性瘫痪等。

【病因病机】

痿证的发病原因，多由外感温热，侵袭于肺，肺受灼热，耗伤津液。肺津输注百脉，津伤则筋脉不得润养，以致筋脉弛缓；或由湿热之邪蕴蒸阳明，阳明主润宗筋，湿热浸淫，则宗筋弛缓，不能束筋骨而利关节；或因久病体虚，房劳过度，肝肾精血亏损，筋脉失于濡养所致。

【辨证施治】

痿证以四肢筋肉弛缓无力，失去活动功能为主症。其与痹证以酸胀疼痛活动受限者不同，初起多有发热或不发热，继则上肢或下肢、偏左或偏右痿软无力，重者完全不能活动，肌肉日渐瘦削，并有麻木、发冷等症状。

证候

（1）肺热：兼有发热，咳嗽，心烦，口渴，小便短赤，大便干燥，舌红苔黄，脉细数。

（2）湿热：兼有身重，胸脘痞闷，小便混浊，或两足发热，得冷则舒，舌苔黄腻，脉濡数。

（3）肝肾阴亏：兼有腰脊酸软，遗精早泄，头晕目眩，舌红少苔，脉细数。

治法：清热宣肺，清热化湿，补益肝肾。

处方：百会八阵、至阳八阵、命门八阵；河车路：大椎至长强段。

肺热取尺泽、身柱八阵、大椎八阵。湿热取阳陵泉、中枢八阵。肝肾阴亏取阴陵泉、悬钟、太溪。

上肢取肩髃、曲池、合谷、阳溪；下肢取髀关、梁丘、解溪、足三里。

手法：肺热、湿热用杵针泻法；肝肾阴亏用杵针补法。

方义：本方根据《内经》"治痿独取阳明"的治疗原则，取背部的至阳八阵、命门八阵、头部的百会八阵、河车全路以调理气血，补益脾胃、肝肾，疏通经络。并选用手足阳明经穴轮换使用，取阳明多气多血之经，又主"濡润宗筋"。肺热者配尺泽、身柱八阵、大椎八阵以清宣肺热；湿热者配中枢八阵、阳陵泉以泄热化湿，清上源，健中州，使热清湿化；肝肾阴亏者配阴陵泉、悬钟、太溪以补肝肾，益精气。诸穴相配，有强筋健骨之功效。

〔按语〕

本病疗程较长，需耐心施治。为明确其病灶所在和发病原因等，应进行必要的检查。在医生指导下，进行适当的针对性的功能锻炼，具有重要意义。

三十五、消渴

消渴是以多饮、多食、多尿为主症的一种疾病。因患者小便甘甜，故又称糖尿病。本病应与尿崩症、神经性多尿症区别。

【病因病机】

本病因五志过极、精神烦劳，心火偏亢，消烁肺阴，以致口渴多饮，发为上消；或因偏嗜甘肥酒辛，脾胃积热，化燥伤津，遂致消渴善饥，发为中消；或因恣情纵欲，房室不节，肾精亏耗，封藏失职，以致尿多而浑浊，发为下消。

消渴虽有上消属肺，中消属脾胃，下消属肾之分，但其病机主要是阴虚燥热所致。阴虚为本，燥热为标。两者往往互为因果，燥热甚则阴愈虚，阴愈虚则燥热愈甚。

消渴日久，阴津极度损耗，阴虚阳浮，可出现烦渴、头痛、恶心、呕吐、腹痛、唇红、舌干和呼吸深快症状，甚至出现昏厥、虚脱等危象。

本病常可并发白内障、雀目、疮疖、痈疽、水肿等病症。

【辨证施治】

证候

上消：以烦渴多饮、口干舌燥为主，兼见尿多，食多，舌尖红，苔薄黄，脉象洪数。

中消：食量倍增，消渴善饥，嘈杂，烦热，多汗，形体消瘦，或大便干结，兼见多饮，多尿，舌苔黄燥，脉象滑数。

下消：小便频数，量多而略稠，口干舌燥，渴而多饮，头晕，目糊，颧红，虚烦，善饥而食不甚多，腰膝酸软，舌质红，脉象细数。

久病阴虚及阳，可兼见面色黧黑，畏寒肢冷，尿量特多，男子阳痿，女子闭经，舌质淡，苔白，脉沉细无力。

治法：清热润肺，清胃泻火，滋阴固肾。

处方：身柱八阵、至阳八阵、命门八阵；河车路：大椎至长强段；太渊、内庭、太溪。

手法：杵针用平补平泻法。

方义：身柱八阵配太渊以清热润肺，治疗上消。至阳八阵配内庭以清胃泻火，调理脾胃，治疗中消。命门八阵配太溪滋阴补肾，降火纳气，治疗下消。河车路调理上、中、下三焦脏腑气机。

加减：口干舌燥加廉泉、承浆；嘈杂善饥加中脘八阵、内关；目糊，视物不清加光明；头晕眩加百会八阵。

〔**按语**〕

糖尿病患者，正气虚弱，极易并发感染，杵针治疗时应注意避免损伤皮肤。

如发现病有恶心呕吐，腹痛，呼吸困难，嗜睡，呼吸深大而快，呼气中有酮味（如烂苹果味），甚至可见血压下降，循环衰竭，是糖尿病引起酸中毒，病情危急，宜中西医结合及时抢救。

三十六、面瘫

面瘫即面神经麻痹，中医学称为口眼歪斜。《灵枢·经筋》扼要叙述了本病的特征："卒口僻，急者目不合"。本病发病急速，为单纯性的一侧面颊筋肉弛缓，无半身不遂、神志不清等症状。本病春秋两季发病较多，可发生于任何年龄，而多数患者为青壮年，男性略多。

周围性面神经麻痹和周围性面神经炎，均可参照本节施治。

【**病因病机**】

本病多由络脉空虚，风寒热之邪乘虚侵袭面部筋脉，导致气血阻滞，肌肉纵缓不收而成面瘫。

《灵枢·经筋》说："足阳明之筋……其病……卒口僻，急者目不介，热则筋纵，目不开。颊筋有寒，则急引颊移口；有热则筋弛纵缓不胜收，故僻。"对本病的病因病机做出了比较翔实的记述。《内经》同时还提出了外敷、牵引、膏熨、食疗、燔针等综合治疗方法。

【**辨证施治**】

证候：面瘫起病突然，每在睡眠醒来时，发现一侧面部板滞、麻木、瘫痪，不能做蹙额、皱眉、露齿、鼓颊动作，口角向健侧歪斜，漱口漏水，进餐时食物常常停滞于病侧齿颊之间，病侧额纹、鼻唇沟消失，眼睑闭合不全，迎风流泪。少数病人初起有耳后、耳下及面部疼痛。严重时还可出现患侧舌前区味觉减退或消失，听觉过敏等。

风寒证多有面部受凉因素，如迎风睡眠，电风扇对着一侧面部吹风过久等。一般无外感表证。

风热证往往继发于感冒发热或中耳炎、牙龈肿痛之后，伴有耳内、乳突轻微作痛。

治法：祛风散寒，疏风清热，疏通经脉，调和气血。

处方：风府八阵；河车路：脑户至大椎段；地仓、颊车、合谷、太冲。

手法：杵针用泻法，或用平补平泻法。风寒者可配合灸法。

方义：本病为风寒或风热侵袭面部阳明、少阳脉络，故取风府八阵、河车路，有疏散风邪，祛寒通络，清热调气的作用。颊车、地仓同属阳明，有调理阳明之经气的作用。合谷、太冲为循经远部取法，合谷善治头面诸疾，太冲治唇吻歪斜最为有效。

加减：鼻唇沟平坦加迎香；鼻中沟歪斜加人中；颏唇沟歪斜加承浆；目不能合加阳白、攒竹或申脉、照海；乳突痛加翳风；舌麻、味觉消失加廉泉；面部板滞加颧髎、四白。

根据麻痹部位，选取适当穴位，分组轮换治疗。

〔按语〕

治疗期间避免风吹受寒，面部可做热敷。防止眼部感染，可用眼罩和眼药水点眼，每日2～3次。

三十七、疟疾

疟疾俗称打摆子、冷热病，是感染疟邪所引起的传染病，多发于夏秋之间，其他季节亦有发生。明代李梴《医学入门》指出："疫疟一方，长幼相似。"说明本病具有很强的传染性，可在一个地区引发流行。临床上本病以寒战、高热、出汗及周期性发作为特点，以一日一发和间日一发为多数，亦有少数三日一发者。

发作时，寒热往来的称"正疟"；但寒不热的称"牝疟"；但热不寒的称"瘅疟"；热多寒少的称"温疟"；发于岭南寒热不清的称为"瘴疟"；久疟不愈胁下有痞块的称"疟母"。

【病因病机】

本病的病因是感受疟邪所致。凡外感风寒暑湿、饮食所伤、劳倦太过，均能降低人体的抗病能力而诱发本病。

疟邪侵入人体，潜伏于半表半里之间，发作时邪正交争，虚实更作，阴阳相移。阴盛阳虚则出现恶寒战抖，腰背头项疼痛；阳盛阴虚则出现高热喘渴，欲饮冷水。继则正胜邪却，营卫暂和，汗出热退而症状休止。

由于发病的诱因和体质的差异，本病临床症状亦略有不同。如感受暑邪或素来阴虚者，发作时则热多寒少或但热不寒。如感受风寒或平素阳虚者，发作时则寒多热少或但寒不热。如感受疟邪深重，正不敌邪，内陷心包，引动肝风者，可出现神昏谵语、痉厥等危重症。如久疟不愈，则可导致气滞血瘀而形成胁下痞块。

每次发作时，若感邪轻浅则症状轻而时间短；感邪深重而症状重，时间长。发作时间提早，是疟邪渐达于表，恢复较快；发作时间推迟，是疟邪渐陷于里，恢复较慢。

【辨证施治】

证候：疟疾发作时，先是呵欠乏力，寒战鼓颔，肢体酸楚，继则内外皆热，体若燔炭，头痛如裂，面赤颧红，口渴引饮，终至通身出汗，热退身凉。如夹湿痰，则伴有呕恶，脘痞，胸闷，咳嗽。如疟邪内陷，内热炽盛，可见高热，神昏谵语，嗜睡，痉厥。久疟不愈，发作休止无定时，可见面色萎黄，肢体羸瘦，胁下成痞块。舌淡苔薄白或黄腻，偏热者舌质绛，偏寒者舌质淡。疟脉多为弦脉，寒战时弦紧；发热时弦数；间歇时弦迟；久疟者弦细。

治法：和解少阳，祛邪截疟。

处方：大椎八阵、至阳八阵；河车路：大椎至命门段；后溪、间使。

手法：杵针用平补平泻法，寒证可配合灸法。在疟疾发作前2小时杵针治疗。

方义：大椎（八阵）是手足三阳经与督脉之会，可宣通诸阳之气而祛邪，为治疟之要穴。至阳八阵和解少阳，祛邪截疟。河车路疏通经脉，和解少阳。后溪是太阳经的输穴，通于督脉，能宣发太阳与督脉之气以祛邪外出。间使属手厥阴经输穴，为治疗疟疾的经验穴。诸穴相配，可奏通阳祛邪之效。

加减：疟疾发作时，加十宣可用杵针点刺或三棱针放血；湿痰加中枢八阵、丰隆；痉厥加人中、内关；久疟加足三里；痞块加章门、痞根。

〔按语〕

杵针治疗间日疟效果较好，恶性疟疾应配合其他疗法。

三十八、中暑

中暑古称中暍，俗称发痧。盛夏季节，天气炎热，在高温环境中劳作或烈日下远行，或在车船、剧院等公共场所，人群拥挤，缺乏必要的防暑降温措施，体质虚弱及过度劳累，往往发生中暑。但见头晕，头痛，懊侬，呕恶者，称伤暑；猝然昏厥者，称暑厥；兼见抽搐者称暑风。

【病因病机】

本病的发生多因体质虚弱，感受暑湿、暑浊。轻者暑邪郁于肌表，汗出不畅，热不外泄，出现头晕、头痛、身热、少汗、懊侬、呕吐。重则暑热炽盛，内犯心包，出现汗闭、高热、神昏、抽搐、瘈疭。若热盛而致气阴两竭，出现汗出如珠，呼吸短促，四肢厥冷，脉微欲绝等虚脱症状，为危急证候。

中暑时突然昏倒，类似中风，但无口眼歪斜、半身不遂，宜加鉴别。重证脱险后，亦后遗四肢瘫痪者，但多为对称性，此由暑热消耗津液，筋脉失养所致，其病机亦与中风有别。

【辨证施治】

1. 轻证

证候：暑热夹湿，郁于肌表，症见头晕，头痛，身热，少汗，懊侬，呕吐，烦渴，倦怠思睡。舌苔白腻，脉象濡数。

治法：解表清暑，和中化湿。

处方：大椎八阵、身柱八阵；河车路：大椎至命门段；合谷、内关、足三里。

手法：杵针用泻法。

方义：大椎（八阵）为督脉经穴，为诸阳之会，配以河车路、合谷有解暑清热，疏泄阳明，和中化湿作用。内关通于阴维之脉，行于腹里，分布胃、心、胸之间，配以足三里不仅能和中化湿，而且有益气扶正，防止暑邪内犯的作用。

加减：头晕、头痛加百会八阵；呕吐加中脘八阵；发热加曲池。

2. 重证

证候：暑热燔灼，蒙蔽心窍，症见壮热无汗，肌肤灼热，面红目赤，口唇干燥，烦渴多饮，神志昏迷，烦躁不安，抽搐，瘛疭，舌红少津，苔黄，脉象洪数。甚则热盛而气阴两伤，汗出如珠，面色苍白，呼吸浅促，四肢厥冷，昏迷深沉，舌绛少苔，脉细数无力。

治法：清泄暑热，宁心开窍。

处方：百会八阵、神道八阵；河车路：大椎至命门段；人中、曲池、委中、曲泽。

手法：杵针用泻法。

方义：暑为阳邪，易犯心包，以致清窍闭塞，神志昏迷，故取百会八阵、神道八阵、人中以清热开窍，醒脑止痉。河车路配以曲池清热解暑，苏厥止痉。曲泽为手厥阴的合穴，委中为足太阳的合穴，二穴相配有泄热凉血，解暑苏厥之功。

加减：抽搐、瘛疭加阳陵泉；汗出肢冷，脉微欲绝者加关元八阵、气海八阵、太渊，杵针补法加温或重灸。

〔**按语**〕

中暑发病骤急，必须及时抢救。将患者移到通风阴凉的地方，施以杵针治疗，并可配合针灸、刮痧疗法。危重病人，应严密观察病情变化，采取综合治疗措施。

第二节　妇科病症

一、月经不调

月经不调，是指月经周期、经量、经色、经质发生异常，并伴有其他症状而言。但由气候、环境、生活和情绪波动等因素，引起月经周期的暂时改变，不能作病态论。

在此主要介绍月经先期、月经后期、月经先后不定期等病症。

（一）月经先期

月经先期亦称经期超前、经早，指月经周期提前 7 天以上，甚至一月两潮，连续 3 个周期以上者。如仅超前在 7 天以内，且无其他症状，或偶有超前 1 次者，俱不作先期论。

【病因病机】

本病由于饮食劳倦，损伤脾气，中气虚弱，统摄无权，冲任不固，月经先期而至；或因久病失血伤阴，阴虚阳盛，虚热所迫，冲任不固，血热妄行，致经血超前而下；或素体阳盛，或情志不畅，郁而生火，热迫冲任，经血先期而下。由此可见，月经先期主要由于气虚不固和血热妄行而致。

【辨证施治】

1. 气虚

证候：经行超前，量多色淡质稀，气短神疲，纳差便溏，小腹空坠，舌质淡，苔薄白，脉细弱。

治法：补气摄血，调经固冲。

处方：命门八阵、腰阳关八阵；河车路：命门至长强段；关元八阵、隐白、血海、足三里。

手法：杵针用补法，并可加灸法。

方义：本证主要由中虚不摄，冲任失固所致，治宜补气固冲，摄血调经，故取命门八阵、腰阳关八阵、河车路以调补肝肾，固冲摄血。隐白为足太阴脾经井穴，足三里为足阳明胃经合穴，又冲脉并于阳明，其别入于大趾间，故取隐白、足三里可调理脾胃，补中益气，摄血固冲。"冲脉起于关元"，又属任脉经穴，故关元八阵可调理冲任，摄血调经。血海属足太阴经穴位，有止血调经作用。

加减：出血量多者，加百会八阵，杵针补法加温，或重灸；纳差便溏者加至阳八阵、中枢八阵。

2. 血热

证候：月经先期而至，色红质稠。属实证者，经色深紫，或夹瘀块，量或多或少，乳房胁肋胀痛，心胸烦闷，急躁易怒，小腹胀满，口干苦，尿黄便秘，舌质红苔黄，脉滑数或弦数。属虚证者，颧部潮红，五心烦热，腰膝酸软，舌红少苔，脉细数。

治法：凉血固冲，滋阴调经。

处方：命门八阵、腰阳关八阵；河车路：命门至长强段；三阴交、血海、然谷、太冲。

手法：杵针用平补平泻法，虚证用补法。

方义：本证属热遏冲任，血液妄行，治宜凉血活血，调理冲任。故取命门八阵、腰阳关八阵、河车路以清热凉血，调理冲任，活血调经。足三阴经与冲脉关系最为密切，故选三阴交配血海，可凉血调经。太冲为足厥阴肝经原穴，可清泄郁热，调经止血。然谷可消肾经之热，与阴虚血热之证最为相宜。

加减：虚证者加照海、阴谷；郁热者加行间、地机；盗汗者加阴郄、后溪；胸胁胀痛者加期门；出血过多者加隐白、百会八阵，重灸。

（二）月经后期

月经后期有经行后期、经期退后、经期错后、经迟等名称，指以月经周期退后 7 天以上，连续 3 个周期以上为主要表现者。如仅延后三五日，且无其他不适，或偶然一次错后，以后仍然如期者，不作月经后期论。个别月经周期较长者，如并月（2 个月为 1 个月经周期）、居经、避年等，属特殊的月经周期，亦不可当作月经后期论。

【病因病机】

由于情郁气滞，血行不畅，冲任受阻，以致经行后期；或因经行之际，受寒饮冷，寒邪搏于冲任，寒凝血滞，经行受阻而后期；或因久病失血，或产乳过多，营血亏损，或饮食劳倦，脾胃受损，化源不足，营血衰少，以致冲任血虚，血海不能按时满盈，引起经行后期。可见本病实者为经脉不通，经脉受阻，气血运行不畅所致。虚者为机体营养不足，血海空虚，不能按时满盈所致。

【辨证施治】

1. 实证

证候：经行延后，量少色暗有瘀块，少腹冷痛，脉沉紧。或胸胁乳房作胀，小腹胀痛，舌苔薄白，或舌质有瘀斑，脉弦。

治法：温经行滞，活血调经。

处方：命门八阵、至阳八阵；河车路：至阳至长强段；三阴交、中极、归来、蠡沟。

手法：杵针用泻法或平补平泻法。寒证可加灸法。

方义：本证多为气血阻滞，经脉不通所致，故取命门八阵、至阳八阵、河车路以疏通经络，调理气血。中极为任脉经穴，通于胞脉，杵针或加灸法可以温经通络，调理胞脉。三阴交为足三阴经之会穴，可以活血调经。归来为足阳明经穴，蠡沟为足厥阴经穴，杵针用补法可以散寒理气，活血调经。

加减：腰骶痛加腰俞八阵；寒凝腹痛加天枢、关元八阵；气机郁滞加期门、行间。

2. 虚证

证候：经行延后，量少色淡，质清稀，小腹隐痛，面色少华，眩晕心悸，舌质淡，舌苔薄白，脉细弱。

治法：养血调经，益气通络。

处方：命门八阵、至阳八阵；河车路：至阳至长强段；气海八阵、三阴交、足三里。

手法：杵针用补法，并可加灸法。

方义：本证因气血不足，血海空虚所致，故选命门八阵、至阳八阵、河车路以调气养血，充盈血海，气血旺，经血才能应时而至。气海（八阵）为任脉经穴，可调理冲任，补气以生血，所谓善补阴者，必于阴中求阳。三阴交、足三里为足太阴、阳明经穴，能补脾胃以助生化之源，化源充足则阴血自生，血海充盈，月经自调。

加减：心悸加内关、神道八阵；纳差加中脘八阵、中枢八阵。

（三）月经先后无定期

经血不按周期来潮，时先时后，经期错乱者，称为月经先后无定期，亦称经乱、经行愆期。

【病因病机】

肾虚肝郁，冲任功能紊乱，血海蓄溢失调，是本病的基本病因病机。肝藏血而主疏泄，若郁怒伤肝，肝气疏泄太过，则月经偏于先期；疏泄不及，则月经偏于后期。肾主封藏而司生育，若素体肾气不足，或房室不节，或孕育过多，肾失封藏，损伤冲任，血海蓄溢失调，致使月经周期错乱。

【辨证施治】

证候：月经周期错乱，经血来潮时或先或后，量或多或少，眩晕耳鸣，腰酸胀，小腹空坠或胀痛，或抑郁不乐，乳房胁肋作胀，脉弦或弱，或轻按脉弦，重按无力。

治法：调补肝肾。

处方：命门八阵、至阳八阵；河车路：至阳至长强段；关元八阵、三阴交、足窍阴。

手法：杵针用补法，并可加灸法。

方义：命门八阵、河车路、至阳八阵补益肝肾，调理气血。关元（八阵）为任脉与三阴经之会穴，冲脉又起于关元，故关元可补益肾气，调理冲任。三阴交为足厥阴、少阴、太阴经之交会穴，足窍阴为胆经井穴，此二穴有疏肝理气，和血调经的作用。

加减：肝郁者加期门、太冲；肾虚者加太溪、水泉；脾虚者加中枢八阵、足三里。

〔**按语**〕

月经病患者，日常应注意生活调养和经期卫生，如精神舒畅，调节寒温，适当休息，戒食生冷及辛辣食物等。本病一般多在经前 3～5 天开始治疗，连续 3～5 次，至下次月经来潮前再治疗。

巴蜀名医遗珍系列丛书

二、痛经

妇女在行经前后或行经期间，小腹及腰部疼痛，甚至剧痛难忍，并伴月经周期而发作者，称为痛经，亦称经行腹痛。本病多见于青年妇女。

子宫过度前倾和后倾、子宫颈管狭窄、子宫内膜增厚、盆腔炎、子宫内膜异位症等所引起的痛经，均可参照本病辨证施治。

【病因病机】

本病主要由气血运行不畅所致。实证者，由于七情不调，肝郁气滞，气机不利，血行受阻，而冲任不利，经血滞于胞中；或经期感寒饮冷，寒湿伤于下焦，客于胞宫，经血运行不畅，滞而作痛。因于虚者，多由素虚或久病之后，气血两亏，行经以后，血海空虚，胞宫失养，或因多产房劳，肝肾亏损，以致精亏血少，冲任不足，经行之后，血海空虚，不能滋养胞脉而致小腹虚痛。

【辨证施治】

发病以经期或行经前后少腹疼痛为主症。根据发病原因、痛势、腹诊等辨别虚实。

1. 实证

证候：经前或行经期间少腹疼痛，月经量少，色紫或伴瘀块，脉沉实。气滞血瘀者，胸胁乳房作胀，小腹胀痛，下瘀块而痛缓解，舌紫暗或有瘀斑，脉象沉涩。寒湿凝滞者，小腹冷痛，牵连腰脊，得热痛减，舌苔白腻，脉象沉紧。

治法：温经散寒，调气通经，活血止痛。

处方：命门八阵、腰俞八阵；河车路：命门至长强段；中极、太冲、三阴交。

手法：杵针用泻法或平补平泻法，寒湿者可加灸法。

方义：命门八阵、腰俞八阵、河车路以调气理血，疏经活络，散寒理气，活血止痛。中极为任脉穴位，任脉通于胞脉，有温通胞脉，调理冲任之作用。太冲为肝经原穴，可行气通经，配以三阴交，可调理气血，气血畅通，则痛经可除。

加减：寒湿者加水道、地机、内庭；有瘀血者加血海。

2. 虚证

证候：经期或经后小腹绵绵作痛，少腹柔软、喜按，经量减少，每伴有腰酸肢倦，纳食减少，头晕心悸，舌质淡，苔薄白，脉象弦细。

治法：补益气血，调理冲任，温经止痛。

处方：命门八阵、腰俞八阵；河车路：命门至长强段；关元八阵、三阴交、足三里。

手法：杵针用补法，并可加灸法。

方义：本方配穴主要作用为调补气血，温养冲任。命门八阵、腰俞八阵、河车路均属督脉，督脉总督一身之阳经，故取之以补真阳，益冲任，调气血，养肝肾。关元为任脉穴位，内通胞宫，外通三阴之经，可益肝肾之精血，调补冲任。三阴交、足三里调补脾胃，以益气血生化之源。诸穴相配，肝肾得补，气血得充，胞脉得养，痛经可止。

加减：头晕眩加百会八阵、太溪；纳差便溏加中脘八阵、中枢八阵。

〔按语〕

经期应避免精神刺激和过度劳累，注意经期卫生，防止受凉和过食生冷。痛经原因很多，必要时做妇科检查，以明确诊断。

三、闭经

凡发育正常的女子，年龄在 14 岁左右月经便按期来潮，如超过 18 周岁而尚未来潮，或已经形成月经周期，复停止 3 个月以上，均可称为闭经。妇女在妊娠期、哺乳期及绝经期以后的停经，属于生理现象，不可作为闭经论治。

经闭因卵巢、内分泌障碍等原因引起的，可参照本病辨证施治。

【病因病机】

闭经原因虽多，归纳起来不外虚实二类。虚者，多因先天不足，天癸未充；或因多产房劳，损伤肝肾，精血亏损；或劳倦伤脾，或大病之后，气血虚弱，血海空虚，无血可下，而致血枯经闭。实证者，多因七情不调，肝郁气结，气滞血瘀，或脾虚湿盛，痰湿阻滞，冲任不通，经血不得下行，导致闭经。

【辨证施治】

1. 虚证

证候：超龄月经不至，或经迟量少，渐至经闭，面色苍白或萎黄，头晕目眩，心悸怔忡，气短神疲，甚至膝腰酸软，五心烦热，面色暗淡，舌质淡或嫩红，脉沉细。

治法：补气血，养肝肾，通经血。

处方：至阳八阵、命门八阵；河车路：至阳至长强段；关元八阵、足三里、三阴交。

手法：杵针用补法，并可加灸法。

方义：本方的作用为调理脾胃，补益肝肾。脾胃为后天之本，主消化水谷，化精微为气血，气血充足，则经血自行。故取至阳八阵、命门八阵、河车路调理脾胃以生气血，补益肝肾以调冲任。关元（八阵）补益肾气，足三里健脾胃，三阴交滋养阴血。肾为先天之本，肾气盛则精血自充，月经按时而下。

加减：潮热盗汗者加身柱八阵、后溪、复溜；纳差便泄者加中脘八阵、天枢；心悸怔忡者加内关、神门。

2. 实证

证候：经闭不行，抑郁易怒，胸胁胀痛，小腹胀满，舌紫有瘀点，脉弦或涩。此为气滞血瘀。痰湿阻滞者，形肥体胖，胸闷痰多，纳呆神疲，舌苔厚腻，脉滑。

治法：理气通经，健脾化湿。

处方：至阳八阵、中枢八阵、命门八阵；河车路：至阳至命门段；中极、太冲、地机、三阴交、丰隆、合谷。

手法：杵针用泻法或平补平泻法，痰湿者可配合灸法。

方义：本证为胞脉阻滞而经血不得下行所致，故治疗以通为主。至阳八阵、中枢八阵、命门八阵、河车路疏通经脉，调理气血以通经血。中极属任脉经穴，能调理冲任，以通经血。太冲为肝经原穴，可疏肝解郁，行气通滞。地机为脾经郄穴，为血之气穴，能行血活血。合谷为阳明经原穴，有行滞作用，与三阴交相配，可行气调血。丰隆为胃经络穴，功擅运脾化痰浊以通经络。如此数穴相配，滞解经通，冲任调达，闭经可愈。

加减：胸闷小腹胀满者加期门；小腹痛加关元八阵；痰多加中脘八阵、内庭。

〔**按语**〕

引起闭经的原因很多，如贫血、结核、肾炎、心脏病均可导致，故杵针治疗闭经时要进行必要的检查，以明确发病原因，采取相应的治疗措施，其中尤其要注意早期妊娠的鉴别诊断。

四、崩漏

妇女不在行经期间，阴道大量下血，或持续下血，淋沥不断者，称为崩漏。亦称"崩中漏下"。临床上以来势急，出血多的称"崩"；发病势缓，经血量多，淋沥不断的为"漏"。崩和漏可互相转化，血崩经急救止血处理，有时可转化为漏下；漏下历时较久，也可转化为血崩。如《济生方》曰："崩漏之疾，本乎一证，轻者谓之漏下，甚者谓之崩中。"本病青春期和更年期妇女较为多见。

功能性子宫出血或其他原因引起的子宫出血，可参照本病施治。

【病因病机】

本病发生的原因多由冲任损伤，肝脾失调所致。肾主闭藏，房劳过度则伤肾，损伤冲任，不能固摄血脉，以致经血非时而下；如情志不舒，肝失条达，气血壅滞，郁结化热，藏血失职，以致邪热迫血妄行；如饮食失节，或久思积虑，脾气不能统血，轻则漏下不止，重则崩注大量出血。崩漏病因虽多，不外气虚或血热所致。

【辨证施治】

1. 气虚

证候：暴崩下血，或淋沥不尽，色淡质薄，面色白或虚浮，身体倦怠，四肢不温，眩晕耳鸣，气短懒言，舌体胖嫩或有齿印，舌苔薄腻或润，脉弱或芤。

治法：益气摄血。

处方：命门八阵；河车路：命门至长强段；隐白、气海八阵、血海、百会八阵。

手法：杵针用补法或加灸法。

方义：本方重在益气摄血，使冲任得固，以止崩漏。故用命门八阵、河车路以补益脾肾之气，固摄冲任。隐白为脾经井穴，为足太阴所根出之处，可益气摄血固崩。气海（八阵）为任脉之气所发，主治一切气疾，以益气止崩漏。血海为足太阴脾经之穴，能治疗诸血证。百会（八阵）能益气固摄，使下陷之气上升而固崩漏。

加减：肾气不足者加太溪；肾阳虚加关元（八阵），杵针加温或重灸；崩漏不止出现脱证者，百会八阵重灸，并加神阙重灸；大便溏加天枢；失眠加神门；盗汗加阴郄。

2. 血热

证候：阴道突然大量下血，或淋沥日久，血色深红，口干喜饮，头晕面赤，烦躁不安，舌质红，苔黄，脉数。

治法：凉血清热，固冲止崩。

处方：命门八阵；河车路：命门至长强段；大敦、血海、三阴交、中极。

手法：杵针用泻法。

方义：命门八阵、河车路用杵针泻法，有清热凉血，固冲止崩作用。大敦为足厥阴肝经井穴，可泄热止崩。中极清下焦之热，调理冲任。血海配三阴交可凉血固崩，并可制约经血妄行。

加减：血瘀者加地机、气冲、冲门调经祛瘀，使血有所归；热重加大椎、曲池；心中烦躁加间使；带下加腰阳关八阵；阴部痒痛加蠡沟、血海；胸胁胀痛加期门、阳陵泉；气郁化火者加太冲；阴虚血热加太溪、阴谷。

〔按语〕

患者要注意饮食调摄，忌食生冷，防止过度劳累。绝经期妇女如反复多次出血，应做妇科检查，警惕肿瘤所致。大量出血，出现虚脱应及时采取抢救措施。

五、绝经前后诸证

妇女在 49 岁左右，月经开始终止，称为绝经。有些妇女在绝经期前后，往往出现一些症状，如经行紊乱，头晕，心悸，烦躁，出汗，情志异常等，名为"绝经前后诸证"。更年期综合征类似本病，可参照诊治。

【病因病机】

妇女绝经前后，天癸将竭，肾气渐衰，精血不足，冲任亏虚；或肾阴不足，阳失潜藏，肝阳上亢；或因劳心过度，营血暗伤，心血亏损；或因肾阳虚衰，失于温养，导致脾胃虚弱；或因脾失健运，痰湿阻滞，造成痰气郁结。总之，肾虚不能濡养和温煦其他脏器，诸证峰起。

【辨证施治】

1. 肝阳上亢

证候：头晕目眩，心烦易怒，烘热汗出，腰膝酸软，经来量多，或淋沥漏下，舌质红，脉弦细而数。

治法：平肝潜阳，滋水涵木。

处方：百会八阵、风府八阵；河车路：脑户至至阳段；太冲、太溪。

手法：杵针用泻法或平补平泻法。

方义：本方配穴的主要作用是益阴潜阳。百会八阵、风府八阵、河车路平肝潜阳，治疗头目眩晕。太溪是足少阴肾经原穴，太冲是足厥阴肝经原穴，二穴相配，前者滋阴，后者平肝，功在增水涵木，以治肝阳上亢之眩晕。

加减：心烦加大陵；烘热加涌泉、照海；腰膝酸痛加命门八阵。

2. 心血亏损

证候：心悸怔忡，失眠多梦，五心烦热，甚或情志失常，舌红少苔，脉细数。

治法：补益心血，交通心肾。

处方：神道八阵、命门八阵；河车路：大椎至命门段；三阴交、足三里。

手法：杵针用补法，并可加灸法。

方义：神道八阵宁心安神，命门八阵滋养肾精。河车路疏通经脉，交通心肾。三阴交、足三里健脾养血，使生化之源健旺，心血充沛，心肾交通，则心悸怔忡、失眠多梦自愈。

加减：失眠加神门、百会八阵；心悸加通里；五心烦热加劳宫。

3. 脾胃虚弱

证候：面色㿠白，神倦肢怠，纳少腹胀，大便溏泄，面浮肢肿，舌淡苔薄，脉沉细无力。

治法：补脾养胃。

处方：至阳八阵、中枢八阵、命门八阵；河车路：大椎至命门段；中脘、章门、足三里。

手法：杵针用补法，并可加灸法。

方义：至阳八阵、中枢八阵疏理脾胃气机，以健脾和胃。河车路配胃的募穴中脘、脾的募穴章门，寓俞募配穴法之意，能补益脾胃。足三里为强壮要穴，补益中州以助运化。命门八阵补益命火，温煦中焦，补益后天。

加减：腹胀加下脘八阵、气海八阵；便溏加天枢、阴陵泉。

4. 痰气郁结

证候：形体肥胖，胸闷吐痰，脘腹胀满，嗳气吞酸，呕恶食少，浮肿便溏，舌苔腻，脉滑。

治法：理气化痰。

处方：至阳八阵、中枢八阵；河车路：大椎至命门段；膻中八阵、中脘八阵、丰隆、三阴交。

手法：杵针用泻法或平补平泻法，并可加灸法。

方义：脾为生痰之源，脾胃气滞，失于运化，故痰湿内阻。取至阳八阵、中枢八阵、河车路、膻中八阵、中脘八阵以疏通经络，调理气机，气机通畅，脾胃健运，则痰湿可除。更合丰隆、三阴交健脾化痰，以治其本。

六、带下病

带下通称白带，是女性阴道内流出的黏稠液体，"生而即有，津津常润，本非病也"。但如带下量多，或颜色、质地、气味发生变化，或伴有全身症状者，即是病态，通称带下病。

阴道炎、宫颈炎、盆腔炎等均可引起带下病，可参考本病辨证施治。

【病因病机】

带下病的病因，多由任脉不固，带脉失约，以致水湿浊液下注而成。或饮食劳倦，损伤脾胃，运化失职，聚湿下行，发为带下。或因素体肾虚，或多产久病，下元亏损，任脉不固，带脉失约，带下不禁。或因外阴不洁，或经期产后，胞脉空虚，湿毒之邪侵入，任脉受损，成为带下之疾。由此可见，带下病主要是由于脾虚湿盛、肾虚失约和湿毒侵淫3个方面所致。

【辨证施治】

1. 脾虚

证候：带下量多质稀，色白或淡黄无臭，面色萎黄，神倦肢惰，纳差便溏，舌淡苔白腻，脉缓弱。

治法：健脾运湿，调理任带。

处方：中枢八阵、命门八阵；河车路：至阳至命门段；中脘八阵、三阴交、带脉、气海八阵、百会八阵。

手法：杵针用补法，并可加灸法。

方义：本证由脾虚湿泛，下伤任带所致，故治以健脾运湿，调理任带。取中枢八阵、命门八阵、河车路以理脾运湿，调理任带。中脘（八阵）、三阴交为足太阴脾经穴位，能加强健脾运湿之功，以治其本。气海八阵理气化湿，调理任脉。带脉穴则能调理固摄本经经气。百会八阵能升提阳气，可以止带。

加减：带下量多加腰俞八阵；便溏加天枢、足三里。

2. 肾虚

证候：带下淋沥量多，色白质稀，清冷无臭，腰部酸楚作痛，小腹清冷，小便清长，夜尿多，舌质淡，苔薄白，脉沉迟，尺部尤弱。

治法：温肾培元，固摄任带。

处方：命门八阵、腰俞八阵；河车路：至阳至长强段；关元八阵、带脉、照海、百会八阵。

手法：杵针用补法，并可加灸法。

方义：本证多由肾虚任带失固所致。故取命门八阵、腰俞八阵、河车路以温肾固元，固摄任带。关元（八阵）为任脉与三阴经之会，故可培补下元，调固任带。照海补益肾气，以固任带。带脉调固本经。百会八阵温阳升提，以固摄止带。

加减：白带量多，小腹冷痛加中极、气海八阵、足三里；兼脾虚者加至阳八阵。

3. 湿毒

证候：带下浑浊如米泔，或黄稠如脓，或夹血液，量多而臭秽，阴中瘙痒，小腹作痛，口苦咽干，小便短赤，舌质红，舌苔黄，脉象滑数。

治法：清热解毒，除湿止带。

处方：命门八阵、腰阳关八阵；河车路：至阳至长强段；带脉、中极、三阴交、足临泣。

手法：杵针用泻法。

方义：本证为湿热毒邪浸淫所致。故选用命门八阵、腰阳关八阵、河车路以疏通经脉，清热解毒，调理气机，除湿止带。带脉、中极清解下焦湿毒，调理任带。三阴交通于三阴经，可调任带，以清热化湿止带。足临泣是八脉交会穴之一，通于带脉，故能治带脉之病。

加减：阴中瘙痒加蠡沟、太冲；带下色红加行间。

〔**按语**〕

杵针治疗带下病有一定的疗效，但应查明原因，明确诊断再予以治疗。如病人年龄在 40 岁以上，带下赤黄，应注意排除癌变的可能。平时应节制房室，注意经期卫生，保持外阴清洁。

七、妊娠恶阻

妊娠二三月，症见恶心呕吐，头重眩晕，心中烦闷，恶闻食气或食入即吐者，称为妊娠恶阻，又称"子病""阻病"等。该病为妊娠期最为常见的疾病。《胎产心法》曰："恶阻即恶心，而饮食阻隔之义也。"《扁鹊心书》说："胎逆即恶阻，所谓病儿者是也。"

若病情程度轻微，但发于晨间者，是妊娠早期的常见反应，可以自愈。反应严重者，饮食难进，呕恶伤津，可影响胎气，不可忽视。

【病因病机】

发生恶阻的主要机理是由于冲脉之气夹胃气上逆。冲脉隶于阳明，若平素脾胃虚弱，受孕以后经血不泄，冲脉之气较胜，夹胃气而上逆，遂发呕恶。或因肝阴不足，肝气偏旺，或七情失调，肝气夹冲气上逆犯胃，而作呕恶。或肝热上逆犯胃，胃气不降而呕恶。或因脾虚失运，痰湿内生，阻于中焦，冲气夹痰湿上逆，发为呕恶。

【辨证施治】

证候：妊娠后二三月内，脘腹满闷，恶心欲吐，或呕恶不食，食入即吐，吐出清涎，或恶闻食臭，偏嗜辛酸。脾胃虚弱者，四肢倦怠，头晕，舌淡苔白，脉缓滑无力。肝热恶阻者，呕吐苦水或酸水，口干、口苦，胃脘胀满，胁肋胀痛，嗳气叹息，精神抑郁，头胀头晕，舌苔微黄，脉弦滑。痰湿阻恶者，呕吐痰涎，胸闷纳呆，心悸气短，口淡乏味，舌苔白腻，脉滑。

治法：平冲和胃，调气降逆。脾胃虚弱者补益脾胃；肝热恶阻者清肝和胃；痰湿阻滞者健脾化痰。

处方：至阳八阵、脊中八阵；河车路：大椎至命门段；公孙、内关。

手法：杵针用补法或平补平泻法，并可加灸法。

方义：至阳八阵、脊中八阵、河车路以疏通经络，调和脾胃，疏理气机，有平冲和胃，调气降逆之功。又配以八脉交会穴中的内关、公孙，公孙是足太阴脾经之穴，又是冲脉之交会穴，既能调理脾胃，又能主治冲脉之病，故能平降气逆以止呕恶；内关是阴维脉之交会穴，又是手厥阴之络穴，阴维脉能调肝脾肾等诸阴经之气，手厥阴络三焦，故内关能通调上下气机，使气机的升降复常，呕恶自止。

加减：脾胃虚弱者加中脘八阵、足三里；胃中有热者加内庭；肝热呕恶者加太冲；痰浊呕恶者加中脘八阵、丰隆；呕吐酸苦水者加足临泣、阳陵泉；头昏胀痛者加百会八阵；胁肋胀痛者加日月、期门。

〔按语〕

妊娠早期，胎气未固，取穴不宜过多，手法不宜过重，以免损伤胎气。患者应保持安静，注意卧床休息。切忌恣食油腻生冷之品，宜少食多餐，调养胃气。

八、胎位不正

正常胎位中，绝大多数为枕前位。如果妊娠 30 周后，经产前检查发现枕后位、臀位、横位等胎位异常，谓之胎位不正，常见于经产妇或腹壁松弛的孕妇。本病可能与胎孕之后，精血消耗，肾气虚弱，冲任不足有关。

一经确定为胎位不正之后，应及时矫正，以免发生难产。

【辨证施治】

证候：经产前检查发现胎位不正。有枕后位、臀位、横位等胎位异常现象。

治法：调气转胎。

处方：至阴穴。

手法：杵针点压或用艾绒搓成米粒大小的艾炷，在双侧至阴穴着肤灸 3 粒。一般一次即可转正，如没有转正，可每日灸 1 次，连续灸 1 周。也可用艾条在至阴穴悬灸 10～30 分钟。

操作时须松解腰带，坐在靠背椅上或仰卧床上。

〔按语〕

杵针治疗胎位不正，经产妇较初产妇效果更好。以妊娠 7 个月者成功率最高，8 个月以上者次之。导致胎位不正的原因甚多，如为骨盆狭窄、子宫畸形等，则不属于杵针纠正范围，应由妇产科处理。

九、滞产

妊娠临产时，胎儿不能顺利娩出，总产程超过 24 小时者，称为滞产，古称难产。

滞产常常发生在子宫收缩异常（即产力异常）胎头和骨盆不相称或胎位不正常等情况。这里主要是讨论产力异常引起的滞产。

【病因病机】

本病多由初产妇精神紧张，心怀忧惧，或产前过度安逸，以致气行不畅，气机不利，甚或气滞血壅而致。或因平素体弱，产力不足；或用力过早，耗气伤力，胎儿欲出，母已无力；或临产胞水早破，浆干血少，导致气血不足而难产。临床以气滞和气虚者最多。

巴蜀名医遗珍系列丛书

【辨证施治】

1. 虚证

证候：产时腹部阵痛轻微，坠胀不甚，久产不下，或下血量多色淡，面色苍白，神疲肢倦，心悸气短，舌质淡，脉象浮大而乏力。

治法：补气和血，调气催产。

处方：命门八阵；河车路：命门至长强段；合谷、三阴交、至阴、足三里。

手法：杵针用补法，并可加灸法。

方义：命门八阵、河车路以补气和血，疏通经脉，调气催产。手阳明经原穴合谷与足三阴经之交会穴三阴交相配，再配以足三里穴，可以调补冲任，理气和血，强壮脾胃，生化气血。至阴为足太阳膀胱经的井穴，为催产之经验要穴。如此则气血调和，胎儿自能娩出。

加减：精神疲惫加关元八阵、气海八阵；心悸气短加内关、太溪。

2. 实证

证候：腹部阵痛剧烈，久产不下，下血量少色深，面色紫暗，精神紧张，腹部胀闷，呕恶，脉弦大或至数不匀。

治法：理气行血，调气催产。

处方：命门八阵；河车路：命门至长强段；合谷、三阴交、独阴。

手法：杵针用泻法，或平补平泻法。

方义：命门八阵、河车路疏通经络，理气和血，调气催产。合谷与三阴交相配以调理冲任，理气催产。独阴为经外奇穴，有催产的作用。如此则气血调和，胎儿自然娩出。

加减：腹痛剧烈者加太冲；胸胁胀满者加内关。

〔**按语**〕

杵针对子宫收缩无力引起的滞产，具有催产作用。如因子宫畸形、骨盆狭窄等引起的难产，应做其他处理。

解除产妇的思想顾虑，消除紧张情绪，鼓励产妇多进饮食，劳逸适度，保持充沛的精力，有利于分娩。

十、产后腹痛

产后腹痛是指孕妇分娩后，发生的以小腹疼痛为主症的病症，又称儿枕痛。本病主要由产后血虚或血瘀胞脉所致。

【**病因病机**】

由于生产伤血，冲任空虚，胞脉失养；或血虚气少，运行不利，迟滞作痛；或因产后正虚，寒邪乘虚侵入胞宫，血为寒凝；或肝气不舒，气机郁滞，瘀血内停不下，发生腹痛。由此可见，本病的机理总不外气血运行不畅，迟滞而痛。

【**辨证施治**】

证候：以产后小腹疼痛为主症。血虚者小腹隐痛，喜按，恶露量少色淡，眩晕耳鸣，便秘，舌淡脉虚。血瘀者，腹痛拒按，或触及包块，恶露量少，滞涩不下，色紫夹瘀块，舌紫，脉弦涩。寒凝者，小腹冷痛，拒按喜温，面青肢冷，舌淡苔白，脉沉紧。

治法：补血行血，通络止痛。

处方：命门八阵；河车路：至阳至命门段；关元、三阴交、膈俞。

手法：杵针平补平泻法，虚寒者加灸法。

方义：命门八阵、河车路以疏通经脉，益气补血，调气行血，理气止痛。三阴交为足太阴经穴位，可益生化之源而生气血，并可调理三阴，以益冲任，调气和血以止腹痛。关元属任脉经穴，配血会膈俞，补益气血，调理冲任。如此则冲任得调，气血充和，胞脉畅通，腹痛可治。

加减：血虚腹痛者加足三里、气海八阵；血瘀腹痛者加太冲、血海；寒凝腹痛者加神阙、气海八阵；胁肋胀痛者加期门；头眩晕者加百会八阵；大便秘结者加照海、支沟；恶露不下者加气海八阵、阴交。

〔按语〕

产后腹痛患者，应注意生活调理，忌食生冷，防止感受风寒，避免忧思郁怒。

十一、缺乳

缺乳是指产后乳汁较少，甚或全无，亦称乳汁不足、乳少。本病不仅出现于产后，在哺乳期亦可出现。

【病因病机】

乳汁为气血所化，素体脾虚，化源不足，或因产后失血，气随血耗，气虚血少，乳汁无以为化；或因产后情志不畅，肝失疏泄，气机不利，经脉阻滞，气血不能化为乳汁，则乳汁缺少，甚或全无。

【辨证施治】

证候：以产后乳汁甚少或全无为主症。气血虚弱者，乳汁清稀，乳房柔软，不痛不胀，面色不华，神疲纳差，舌淡苔少，脉弱或虚浮。肝郁气滞者，乳房胀硬而痛，胸胁胀闷，嗳气纳呆，或见精神抑郁，或易怒，或有微热，胃脘胀满，食欲减退，舌苔薄黄，脉弦。

治法：补益气血，理气通络。

处方：至阳八阵、脊中八阵；河车路：大椎至命门段；乳根、膻中八阵、足三里、少泽、太冲。

手法：杵针用补法或平补平泻法，并可加灸法。

方义：至阳八阵、脊中八阵、河车路以补益气血，理气通络。足三里为胃经合穴，以助化源，补养气血。乳汁为气血所化，阳明为多气多血之经，乳房为阳明经所过，故取乳根可通经催乳。气会膻中（八阵），取之以补气调气。肝经原穴太冲，行气解郁通乳。少泽为催乳经验效穴。

加减：失血过多加血海；气虚加气海八阵；食后便溏加中脘八阵；胸胁胀满加期门；有热加曲池、合谷。

〔按语〕

缺乳在治疗同时宜补充营养，可多食猪蹄、鲫鱼汤等食品，对于气血虚弱者尤应注意。乳妇应注意哺乳方法，母子暂时分离不能哺乳者，或其他原因暂不能哺乳者，胀乳后应排出，以免自行回乳，他病用药不当者，亦可造成乳汁减少或全无，影响哺养婴儿。另外，还要注意哺乳方法是否妥当，不当时应及时纠正。

十二、阴挺

阴挺即子宫脱垂。正常子宫位置在盆腔中央，呈前倾前屈位，子宫底平耻骨联合，子宫颈平坐骨棘。凡子宫位置沿阴道下移，低于坐骨棘水平以下，甚至脱出阴道口外者，称为阴挺。阴挺又称阴挺下脱、阴菌、阴脱、产肠不收、子肠不收等病名。

阴挺包括子宫脱垂、阴道壁膨出等疾病。

【病因病机】

由于素体虚弱，或饮食劳倦所伤，脾气不足，中气下陷，或分娩时用力太过，导致气虚下陷，胞系无力，产肠下坠；或因孕育过多，肾气亏耗，带脉失约，冲任不固，无力系胞所致。由此可见，阴挺总由中气下陷或肾气亏损，冲任不固，带脉失约所致。

【辨证施治】

证候：本病有轻、中、重度之分。轻度者仅有腰酸，小腹胀沉，自觉阴道中有物下坠。中度者，宫颈脱出阴道口外。重度者，宫体全部脱出，腰部酸楚加重，兼见精神不振，脉弱舌淡等。本病常因过劳、剧咳、排便努责等引起反复发作，如不及时治疗，往往久延不愈。

治法：调补任带，固摄胞宫。

处方：百会八阵、命门八阵；河车路：命门至长强段；关元八阵、维道、三阴交、子宫。

手法：杵针用补法，并可加灸法。

方义：百会八阵为督脉经穴，位于颠顶，可升阳举陷，提摄胞宫。命门八阵、河车路疏通经脉，调补任带，固摄胞宫。关元（八阵）为任脉经穴，三阴交通于三阴之经，维道为带脉之穴，三穴可以调理任带，治疗阴脱，维道属足少阳、带脉之会，有收摄胞宫的作用。子宫为治疗阴挺的有效穴位。

加减：中虚纳差者加至阳八阵、足三里；小腹下坠者加中脘八阵、气海八阵。

〔**按语**〕

治疗期间不可负重、劳累。子宫脱出继发感染者，可配合药物治疗。杵针对本病有较好效果，若经治疗久而不愈者，应考虑手术治疗。患者应每日坚持做提肛肌锻炼，每次10～15分钟，以利于本病的恢复。

十三、阴痒

阴痒亦称阴门瘙痒，是以妇女外阴及阴道瘙痒不堪，甚至痒痛难忍，坐卧不安为特征的一种病症。

阴痒常见于滴虫性阴道炎、霉菌性阴道炎、老年性阴道炎和外阴白斑等，也有因精神因素引起者。

【病因病机】

阴痒的主要原因是由于脾虚湿盛，肝郁化热，湿热蕴结，流注于下，或因外阴不洁，久坐湿地，病虫侵袭阴部所致。或因肝肾不足，或老年体衰，精血虚亏，生风化燥，导致阴痒。

【辨证施治】

证候：以外阴或阴道瘙痒，甚至痛痒不安为主症。阴虚血少者，烦热眩晕，时时烘热出汗，口干不欲饮，腰酸耳鸣，舌红少苔，脉细数。湿热者，痒痛不堪，带下量多色黄，质稠臭秽，胸闷纳差，心烦口苦，舌苔黄腻，脉象滑数。

治法：滋阴补肾，养血息风止痒。

处方：腰阳关八阵；河车路：命门至长强段；中极、血海、三阴交、蠡沟。

手法：杵针用平补平泻法，或用补法。

方义：腰阳关八阵、河车路疏通经脉，滋阴补肾，养血息风以止痒痛。血海可以养血息风，杀虫止痒。血海与三阴交相配，尚可滋养阴血。中极属任脉穴位，可益阴补肾，还可清利下焦湿热。肝络达阴部，故蠡沟可以清肝胆经郁热而止阴痒。

加减：奇痒难忍者加曲骨、大敦；腰骶痛加腰阳关八阵；心烦少寐

巴蜀名医遗珍系列丛书

加神门、间使。

〔**按语**〕

剧痒难忍或病程缠绵不愈者，可配合局部用药治疗。

十四、不孕症

女子婚后，夫妇同居 3 年以上，配偶健康，而不受孕，或曾孕育，但间隔 3 年以上未再受孕者，称为不孕症，又名绝子、无子。

【**病因病机**】

先天不足，肾气虚弱；或精血亏损，冲任虚衰，胞脉失养；或命门火衰，寒邪客于胞中，或气滞血瘀，痰湿内生，痰瘀互阻，闭塞胞宫等，均能导致不孕。

【**辨证施治**】

1. 肾虚不孕

证候：月经失调，量少色淡，精神疲倦，头晕耳鸣，腰酸腿软，舌苔白，脉沉。

治法：补益肾气，调理冲任。

处方：命门八阵；河车路：命门至长强段；气穴、然谷。

手法：杵针用补法，并可加灸法。

方义：肾藏精，主生殖，肾气旺盛，精血充足，冲任调和，乃可摄精成子。故取命门八阵、河车路与气穴、然谷相配，以补肾气，调理冲任。

加减：头晕耳鸣加百会八阵、太溪。

2. 血虚不孕

证候：月经量少色淡，周期错后，身体瘦弱，面色萎黄，疲倦乏力，头晕心悸，舌质淡，脉沉细。

治法：补益精血，调理冲任。

处方：命门八阵、关元八阵；河车路：命门至长强段；三阴交、足三里。

手法：杵针用补法，并可加灸法。

方义：命门八阵、河车路以补益肾血。关元（八阵）为任脉和足三阴经的交会穴，有补益精血的作用。三阴交、足三里可调补生化之源。如此则肾气旺，精血充，自能受孕。

加减：血虚身热者加血海；头晕心悸加百会八阵、神门。

3. 胞寒不孕

证候：经行愆后，质稀色暗，小腹冷痛，形寒肢冷，或兼见腰酸腿软，小便清长，舌淡苔薄，脉沉迟。

治法：暖宫散寒。

处方：命门八阵、气海八阵；河车路：命门至长强段；阴交、曲骨。

手法：杵针用补法，并可加灸法。

方义：任脉、督脉通于胞宫，命门（八阵）为督脉经穴，河车路有暖宫散寒之功。气海为任脉经穴，有壮阳，增强暖宫散寒作用。阴交、曲骨均为任脉经穴，有助壮阳散寒作用。诸穴相伍，取益火之源以消阴翳之意。

加减：经迟加天枢、归来。

4. 痰瘀互阻

证候：经期错后，经行涩滞不畅，夹有血块，胸胁胀满，烦躁易怒，或形体肥胖，头晕心悸，白带量多而黏稠，舌苔白腻，舌质紫暗或有瘀斑，脉滑或涩。

治法：化痰行瘀。

处方：命门八阵；河车路：命门至长强段；中极、气冲、三阴交、丰隆。

手法：杵针用平补平泻法，并可加灸法。

方义：命门八阵、河车路以疏通经络，理气化痰，行气化瘀。中极属任脉经穴，气冲属阳明经穴，两穴相配，可通经理气，调节冲任。配三阴交和血行瘀，配丰隆健脾化痰。诸穴相配，可达理气化痰，通经行瘀的目的。

加减：经行涩滞不畅加地机；胸胁胀满加太冲、内关。

〔按语〕

男女双方皆可患不孕症，故治疗前必须明确诊断。

第三节　儿科病症

一、顿咳

顿咳，是指小儿感受时邪，引起以阵发性咳嗽，伴鸡鸣样回声为特征的肺系传染病。因其咳嗽阵作，连咳数十百声，故名顿咳。又因其具有传染性，并有回鸣声，故又称疫咳、天哮咳、时行顿呛。本病多发于冬末春秋，1～5岁的小儿易患，病程较长，缠绵难愈。典型顿咳与西医学百日咳相符。称百日咳。

【病因病机】

小儿肺气娇嫩，腠理不密，藩篱未固，易为时邪疫气乘虚所犯。初期侵袭肺卫，肺卫失调，则发热咳嗽；中期邪留肺经，火灼津伤，津化为痰，痰热阻塞气道，肺不宣畅，则连声阵咳；末期邪气久留，肺阴受损，则颧红苔少，脉细微数。

【辨证施治】

1. 初期

证候：时间 1～2 周。初似感冒，继者感冒症状减退而咳嗽加剧，症见微恶风寒，发热，鼻塞流涕，咳嗽夜甚，日渐加剧，舌苔薄白，脉浮，指纹淡红。

治法：祛风解表，宣肺止咳。

处方：大椎八阵、身柱八阵；河车路：风府至至阳段；列缺、合谷。

手法：杵针用泻法，风寒者可加灸法。

方义：本证初起，邪在肺卫，故取大椎八阵、身柱八阵、河车路以祛风解表，疏通经络，宣肺止咳。列缺为肺经络穴，有调节肺卫之作用。大肠经原穴合谷与肺经络穴列缺相配，可以宣肺止咳。

加减：咽喉痒痛加少商、鱼际；头痛加百会八阵。

2. 中期

证候：以典型的顿呛咳嗽为特征，经过时间 3～6 周。症见咳嗽连声，阵性发作，夜间尤甚。发作时两手握拳，弯腰屈背，面红耳赤，涕泪交流，咳后有回鸣声。每发顿咳，反复数次，最后吐出痰涎乳食方止。唇舌红，舌苔白或黄，脉滑数，指纹青紫。

治法：清热化痰，调肺镇咳。

处方：身柱八阵；河车路：大椎至至阳段；尺泽、丰隆。

手法：杵针用泻法。

方义：身柱八阵、河车路可清热化痰，疏通经络，调肺镇咳。丰隆为胃经合穴，尺泽为肺经之子穴，两穴相配，可化痰镇咳，泻肺降气。

加减：身热者加大椎八阵、曲池；呕吐较甚者加中脘八阵、至阳八阵、内关。

3. 末期

证候：病程一般 2～3 周，亦有迁延达半年以上者。咳嗽及伴随症状渐轻，气短声怯，咳而无力，痰稀而少，唇舌淡白或舌红少苔，脉细数，指纹淡红。

治法：补益肺脾，敛肺止咳。

处方：身柱八阵、至阳八阵；河车路：大椎至命门段；太渊、足三里。

手法：杵针用补法，并可加灸法。

方义：病已向愈，邪虽衰而正亦虚，故取身柱八阵、至阳八阵、河车路以补益脾肺，调理气机，敛肺止咳。太渊为手太阴肺经之母穴，可补肺止咳。足三里为足阳明胃经之穴，有补益脾胃作用，取其培土生金之意。

加减：体质虚弱者加气海八阵；纳差便溏者加中脘八阵、天枢；肢冷倦怠者加关元八阵、命门八阵。

〔**按语**〕

该病病程较长，或久延失治，耗伤正气，可使病儿体质虚弱，易并发其他疾病。平时应注意生活调摄，以增强体质和抗病能力。

二、痄腮

痄腮是以耳下腮部肿胀热痛为特征的急性传染病。因腮部肿胀，形如虾蟆颈项，且能相互传染，故又称虾蟆瘟。本病多发于冬春二季，主要发于 5～9 岁的儿童，2 岁以下及成人较少感染。本病西医称为流行性腮腺炎，是由病毒引起的急性传染病。

【病因病机】

本病是由时行瘟毒，从口鼻而入，内犯阳明。肝经夹胃属肝络胆，胆经下耳后循颈，与手少阳相合，循于颊车。邪毒循经而上攻于腮颊，壅于经络，郁而不散，气阻血壅，而肿胀坚硬，焮热作痛。若受邪较重，内传厥阴，因厥阴绕阴器，故可引起睾丸红肿疼痛，女子可致少腹疼痛拒按等。若瘟毒内窜心肝，则可发生惊厥昏迷。

【辨证施治】

证候：腮部肿胀不红，焮热疼痛，咀嚼困难，或寒热头痛，全身不适，舌质红，苔微黄，脉浮数。甚者腮部红肿热痛，高热烦渴，便结尿赤，或伴有呕吐，睾丸肿痛或少腹疼痛拒按，舌苔黄，脉洪滑数。

治法：祛风解表，清热解毒，通络散结。

处方：大椎八阵；河车路：脑户至身柱段；翳风、颊车、外关、合谷。

手法：杵针用泻法。

方义：本病为外感温毒所致，故以大椎八阵、河车路祛风解表，清热解毒，疏邪外出。邪犯少阳、阳明经脉，翳风、颊车为手少阳、足阳明经穴，能清解少阳、阳明热毒，又能疏理腮颊部气血，消肿散结。外关为手少阳络穴，合谷为手阳明原穴，二穴善于解表清里，可清解瘟毒，通络消肿。

加减：热甚者加关冲、少商、曲池，或点刺放血；睾丸肿痛或少腹痛者，加太冲、三阴交、侠溪、命门八阵；头痛者加风府八阵、百会八阵；呕吐者加内关、内庭、至阳八阵；惊厥神昏者加人中、关冲、少商、商阳。

〔**按语**〕

本病属呼吸道传染病，在治疗期间应注意隔离，一般至腮腺肿大完全消退为止。

三、急惊风

急惊风类似今之惊厥，为儿科常见急症之一。多由痰热生惊，惊盛生风为患。以神昏、四肢抽搐、口噤、角弓反张、两目上视为主症。因其发病迅速，病情急暴，故称为急惊风，又称惊厥。本病常见于 5 岁以下的小儿，年龄越小，发病率越高。

【病因病机】

小儿形气未充，质属纯阳，如外感时邪，易致阳气不得宣泄，实热内郁，引动肝风；或因乳食不节，脾胃受损，以致水精布散失常，津液凝滞成痰，痰浊内蕴，生热生风而成；亦有暴受惊恐，惊则气乱，而突发惊厥抽搐者。

【辨证施治】

证候：本病来势暴急，发作前常有壮热面赤，烦躁不宁，摇头弄舌，咬牙龂齿，睡中易惊，或昏沉嗜睡。继则惊风发作，神昏无知，两目上视，牙关紧闭，四肢抽搐，震颤，颈项强直，角弓反张，或阵发或持续不已。脉弦滑数，指纹青紫。火盛生风者，兼见高热头痛，烦躁不安，烦渴引饮或恶心呕吐等；痰热惊风者，兼见喉间痰鸣，呼吸急促，腹部胀痛，呕恶等；惊恐所致者，兼见面乍青乍白，四肢欠温，梦中惊惕，大便色青，或泻下泡沫，脉或参差不调，指纹青。

治法：泄热息风，开窍解痉。

处方：百会八阵、大椎八阵；河车路：脑户至至阳段；人中、印堂、十宣、太冲、合谷、阳陵泉。

手法：杵针用泻法。十宣用三棱针放血。

方义：本方意在泄热息风，镇惊解痉，开窍醒脑为旨。故取百会八阵、大椎八阵、河车路以疏通经脉，清热息风，镇惊解痉，醒脑开窍。人中、印堂为督脉经穴，督脉统督诸阳，经脉入络脑，故此二穴能清泄阳热，开窍醒脑。刺十宣出血，可泄诸经邪热，又能息风开窍。合谷为手阳明经原穴，太冲为足厥阴肝经原穴，合用即是开四关，善于泄热平肝，息风止痉。阳陵泉是筋之会穴，可治筋挛痉搐等。数穴相配，以期热泄风息，痉解神苏。

加减：壮热者加曲池；痰热者加丰隆、列缺；惊恐所致者加神门、涌泉；口噤者加颊车；呕恶者加内关、至阳八阵、中脘八阵；目睛上视者加神庭、筋缩八阵；角弓反张者加身柱八阵、筋缩八阵；腹胀者加天枢、气海八阵。

〔**按语**〕

杵针对惊厥的缓解具有较好的效果，但须查明惊厥的原因，针对病因进行治疗。

四、慢惊风

慢惊风发病缓慢，来势不急，是以形神倦怠、抽搐时作、缓而无力、形瘦腹泻为主要特征的病症。慢惊风多见于小儿大病久病之后，正气虚惫，每多危重。

【**病因病机**】

本病多由素体禀赋不足，脾胃气虚，或饮食积滞，虫积不化，缠绵日久，脾阳虚惫；或久病大病，大吐大泻，中气受损，脾阳衰败；或因

巴蜀名医遗珍系列丛书

急惊风误治失治，过服寒凉，攻伐失度，脾阳受损；或因大病久病之后失于调摄，元阴元阳受损，虚风内动所致。

【辨证施治】

证候：发病缓慢，神情委顿，面黄肌瘦，毛发枯焦，四肢倦怠，欠温厥冷，呼吸缓弱，不思饮食，囟门低陷，昏睡露睛，或有吐逆，溲清便溏，或完谷不化，时发颈项强直，四肢抽搐无力，舌质淡，脉缓弱，指纹青淡微紫。

治法：扶元固本，温补脾肾，平肝息风。

处方：百会八阵、至阳八阵，命门八阵、筋缩八阵；河车路：大椎至长强段；章门、气海八阵、足三里、中脘八阵、关元八阵、神阙。

手法：杵针用补法，并可加灸法。

方义：至阳八阵、筋缩八阵、命门八阵、河车路温补脾肾，疏通经络，扶正固本。百会八阵醒脑开窍，息风止痉。章门、足三里、中脘八阵温补脾胃，扶后天之本，益生化之源。关元八阵、神阙、气海八阵温补肾气，扶正固本，培补先天。

加减：抽搐频繁加太冲、阳陵泉。

五、疳疾

疳疾是由多种慢性疾病引起的一种病症，多见于5岁以下的乳幼儿。"疳"含有形体干瘦、津液干枯之意，故临床上多以毛发稀疏、萎黄消瘦、肚腹膨隆、头大颈细为主症。本病多由营养障碍所致，若久延失治，可严重影响小儿的生长和发育。

本病多见于小儿喂养不足、饮食失调及慢性腹泻、肠寄生虫病、结核病等。

【病因病机】

疳字的含义有二：一是疳者甘也，指发病原因，小儿恣食肥甘，损伤脾胃，积滞中焦，日久形成疳证。二是疳者干也，是指病机和病症，如气阴耗伤过重，形体干瘦而成疳疾。

小儿乳贵有时，食贵有节，若乳食无度，或恣食肥甘生冷，壅滞中焦，损伤脾胃，运化失常，形成积滞，积滞日久，纳运无权，乳食精微无从运化，以致脏腑肢体缺乏营养，渐至身体羸瘦，气阴亏损，终成疳疾。或饮食不洁，感染诸虫，耗夺精血，不能濡养脏腑筋肉，日久成疳。或因断乳过早、喂养不当、病后失调、药物攻伐太过，均能损伤脾胃，不能消磨水谷，久者积滞生热，迁延为疳疾。

【辨证施治】

不论何种原因引起的疳疾，均可见形体干枯羸瘦，精神疲惫，面色萎黄，头发稀疏，肌肤甲错等。

该病发病缓慢，初起身微发热，或午后潮热，喜食香甘酸味等物，口干喜饮，腹部膨胀，便泻臭秽，尿如米泔，躁烦啼哭，不思饮食。继则腹大如鼓，青筋暴露，面色萎黄，毛发焦枯稀疏，形体消瘦，肌肤甲错，甚至有解颅、囟陷、鹤膝、陷胸、腹凹如舟、神疲呆滞、肢软乏力等症。舌绛，苔腻或光剥，脉沉细无力，指纹淡色带青。久延则见神疲肢软，面气乏等虚败现象。

治法：除湿消疳，补益脾胃。

处方：至阳八阵、中枢八阵、命门八阵、中脘八阵；河车路：大椎至命门段；中脘八阵、足三里、商丘、四缝、气海八阵。

手法：杵针用补法，并可加灸法。

方义：疳疾的病理变化，关键在于脾胃运化失常。脾胃为后天之本，如脾胃功能旺盛，则食积得以化除，生化之源可以恢复。故取至阳八阵、中枢八阵、命门八阵、河车路以疏通经络，调理气机，补益脾胃，消积除疳。商丘为脾经经穴，与中脘八阵相配，能健脾消滞化积，理肠清热。足三里为胃经合穴，可以扶土补中。气海（八阵）为任脉经穴，可补益脾肾之气。四缝为经外奇穴，用三棱针刺出少量黄水，是疗疳的经验要穴。

加减：虫积至疳加百虫窝；潮热加大椎八阵、身柱八阵；腹痛加公孙；肢软加悬中、阳陵泉；睡卧不宁加间使、神道八阵；睛生云翳加行间、阳陵泉。

〔**按语**〕

疳疾患儿饮食须定时定量，不宜过饥过饱或过食甜甘油腻。婴儿断乳时，应给予适量营养物质。凡因肠道寄生虫病或结核病引起的，须治疗原发病。

六、小儿泄泻

小儿泄泻，是指以小儿大便溏薄，或清稀如水，或泻下完谷，次数增多为主要表现的病症。本病四季皆有，夏秋季节尤多，是儿科常见病症之一。

小儿消化不良，急、慢性肠炎，肠道菌群失调等疾病可参考本病辨证施治。

【病因病机】

小儿泄泻主要由于外感六淫、内伤乳食和脏气虚弱所致。外感六淫者，或因风寒外入，或暑热所伤，或湿热侵袭，内干肠胃，升降失调，清浊不分，下注肠间，形成泄泻。伤食者，因饮食不节，乳食停滞，或过食生冷，损伤脾胃，运化失常，水谷不分，并走肠间，形成泄泻。脏气虚弱者，多因久病脾肾虚弱，或过服寒凉药物，损伤阳气，阳气不足，运化失司，导致不能温运水谷乳食，水谷精微合污而下，形成泄泻。

【辨证施治】

1. 外感泄泻

证候：泻下稀薄，色黄臭秽，有泡沫，或有黏液，肛门灼热，腹痛，舌苔腻，脉浮。起病较急，兼有外感证候。

治法：祛邪利湿，和中止泻。

处方：大椎八阵、命门八阵；河车路：大椎至长强段；合谷、天枢、中脘八阵、足三里。

手法：杵针用泻法。

方义：大椎八阵祛风解表。命门八阵、河车路以理气利湿，和中止泻。合谷是手阳明经原穴，有解外清里，调理肠腑之功，和胃与大肠的募穴中脘（八阵）、天枢相配，善于调理肠胃，祛除肠胃客邪。足三里为胃经合穴，善于治胃肠之疾，可和胃止泄。数穴相配，使邪气得解，肠胃得和，则泄泻可止。

加减：感受风寒者加风门；风热者加经渠；湿热者加阴陵泉、内庭；暑湿者加承山、曲池；身热者加大椎八阵、支沟；湿盛者加水分、阴陵泉。

2. 伤食泄泻

证候：有伤食史，泻下腐臭，完谷不化，或如败卵，腹部胀痛啼哭，泻后痛解哭止，呕恶嗳腐，或手心发热，舌苔垢腻，脉滑实，指纹青紫。

治法：消食导滞，和中止泻。

处方：至阳八阵、脊中八阵；河车路：大椎至长强段；中脘八阵、足三里、内庭、天枢。

手法：杵针用泻法，或平补平泻法。

方义：本证主要由饮食积滞所致，故以至阳八阵、脊中八阵、河车路消食导滞，疏通经脉，理脾和胃，调中止泻。足三里为胃经合穴，配以胃之募穴中脘（八阵），可调理脾胃以运化水谷乳食。天枢为大肠募穴，可调理肠胃，导滞止泻。内庭善治伤食。诸穴相配，食消滞化，胃肠调和，运化复常，泄泻可止。

加减：呕吐加内关；腹胀满疼痛加下脘八阵。

3. 脾肾虚弱

证候：久泻不愈或时泻时止，大便稀溏，或完谷不化，纳呆食少，神疲声低，面色不华，或睡卧露睛，四肢欠温，舌质淡，舌苔薄白，脉缓弱，指纹淡红。

治法：健脾温肾，和胃止泄。

处方：至阳八阵、命门八阵；河车路：大椎至长强段；章门、足三里。

手法：杵针用补法，并可加灸法。

方义：至阳八阵、命门八阵、河车路健脾和胃，调理气机，补肾止泻。章门是脾之募穴，与背俞穴相配，为俞募配穴法，能补益脾气，调中健胃。足三里为胃经合穴，可健运脾胃。诸穴相配，可补益脾肾，温运化食，以治泄泻。

加减：肢冷腹痛者加关元八阵；气虚者加气海八阵；顽泻不止者加长强。

〔按语〕

泄泻时，对病儿要控制饮食，给予少量易消化的食品。平时应注意饮食调摄和饮食卫生。本病最易耗气伤液，重者可出现伤阴、伤阳或亡阴、亡阳之危证。如迁延失治，常导致小儿营养不良、生长发育迟缓等慢性疾患。

七、遗尿

凡小儿 3 岁以上，仍不能自行控制排尿，睡眠中经常小便自遗，醒后方知者，即是小儿遗尿，又称尿床。偶尔因疲劳或饮水过多而在睡中遗尿者，不作病态论。3 岁以下婴幼儿，由于发育未臻完善，排尿正常习惯尚未形成所引起者，亦不作疾病论。

【病因病机】

尿液的正常排泄，主要决定于肾的气化和膀胱的制约功能。肾司固藏，主气化，膀胱有贮藏和排泄小便的功能。若小儿先天不足，肾气虚弱，或他病用寒凉药物过度，导致肾阳不足，膀胱虚冷，不能制水而遗尿。或因肺脾气虚，肺虚则制节不行，或脾虚不摄，决渎失司，膀胱不约，引起遗尿。

【辨证施治】

证候：主要表现睡梦中遗尿，轻者数日 1 次，重者每夜 1 次或一夜数次。肾虚者，小便清长，畏寒肢冷，精神疲惫，舌质淡，脉弱；脾肺气虚者，尿频量少，面白唇淡，倦怠乏力，声低息微，纳差便溏，舌质淡，脉虚弱。

治法：温补下元，补益脾肾。

处方：至阳八阵、命门八阵；河车路：至阳至长强段；气海八阵、中极、百会八阵、三阴交。

手法：杵针用补法，并可加灸法。

方义：至阳八阵、命门八阵、河车路以补益脾肾，温摄下元。中极为膀胱经募穴，位居小腹，有温补下元之功，能治肾与膀胱虚冷，以助气化，温制水液。气海八阵补气，与脾经之三阴交相配，可益脾肺气虚，尚能温补下焦及诸阴经，调节摄约津液。百会八阵升提阳气，能摄固以治遗尿。

加减：肾阳不足者加关元八阵；脾肺气虚者加足三里、太渊；尿频数者加腰俞八阵。

〔**按语**〕

3 岁以下的婴幼儿，由于智力发育未臻完善，排尿的正常习惯尚未养成，或贪玩疲劳，所引起的遗尿，不属病态。若 3 周岁以后，小儿仍不能自控排尿，睡眠中经常自遗者应视为病态。本病经久不愈，可使小儿在精神上造成极大压力，应及早治疗。

治疗期间家属与患儿应密切配合，如晚上控制患儿饮水，定时唤醒患儿小便，使其逐渐养成自觉起床排尿的习惯。同时积极鼓励患儿消除自卑、怕羞心理，树立战胜疾病的信心。对某些器质性病变引起的遗尿，应治疗原发病。

八、小儿夜啼

夜啼是小儿白天如常，入夜则啼哭，或每至夜晚则定时啼哭，甚则通宵达旦啼哭的一种病症。《小儿药证直诀》中指出本病是由"脾脏虚冷而痛"。明代万全指出："小儿啼哭，非饥非渴，非痒非痛，为父母者，心诚求之，渴则饮之，饥则哺之，痛则摩之，痒则抓之，其哭止者，中其意也，如哭不止，当以意度。"表明小儿夜间啼哭，如因饥渴，或尿布浸湿，或衣裙包裹太紧等原因引起身体不适而啼哭者，不属本病范围。另外，如小儿性情执拗，一时不见玩弄之物或亲人，或习惯明灯而睡，而条件顿变等所致啼哭者，谓之拗哭，不属病态。

【病因病机】

小儿脾常不足，如护理失慎，腹部受寒，寒邪入内，则为脾寒，夜间阳气衰，阴寒凝滞，气机不利，腹痛而啼。或由小儿肾气未充，心肾阴虚，虚火上炎，或小儿胎中受热，积热上熏于心，心火不能下降，肾水不能上济，心肾不交，致夜间不安而啼。或小儿神气未充，受惊受恐，心神不宁，神志不安，致夜间惊啼不寐。

【辨证施治】

1. 脾寒

证候：夜间啼哭，腹痛屈腰，四肢欠温，口中气冷，便溏色青，面色青白，唇舌淡白，舌苔薄白，指纹青红而淡。

治法：温中散寒，理气止痛。

处方：至阳八阵、脊中八阵；河车路：大椎至命门段；神阙、足三里。

手法：杵针用补法，并可加灸法。

方义：至阳八阵、脊中八阵、河车路温补脾胃，祛寒理气。神阙为命门之根蒂。小儿发育未成，藩篱未固，肚脐最为薄弱，小儿腹部受寒，常从肚脐而入，取神阙有温脾散寒，理气止痛之功。

2. 心神不安

证候：夜间啼哭，睡喜仰卧，见灯益甚，躁烦不安，口中气热，溲黄便秘，面赤唇红，指纹青紫者，为心火所扰，神不得安。夜间惊啼，睡中惊叫啼哭，紧偎母怀，面色乍青乍白，指纹青紫。

治法：清心安神。

处方：神道八阵；河车路：大椎至命门段；中冲、神门、涌泉。

手法：杵针用泻法或平补平泻法。

方义：神道八阵、河车路以清心泻火，宁心安神。中冲为心包经井穴，以清心泻火。涌泉为足少阴肾经井穴，可滋肾降火，两穴相配，能交通心肾，使火下承于肾，肾水上济于心。神门为手少阴心经之原穴，功能宁心安神。数穴相配，火泻而烦除，心肾得以交通，心神安宁，夜啼则自止。

加减：惊恐所致神志不安者，加间使、大敦。

九、小儿麻痹后遗症

小儿麻痹后遗症，又称脊髓灰质炎后遗症。本病是由脊髓灰质炎病毒引起的急性传染病，夏秋季节发病率较高，四季中可见散发病例。患者多为儿童，尤以 5 岁以下的婴幼儿最多见。

本病急性期，表现为头痛、发热，咽痛、呕恶等症状，属于温病范畴。当其出现肢体瘫痪后，可归属于"痿证"范畴。这里重点叙述瘫痪期。

【病因病机】

温热之邪，侵犯肺胃，浸淫筋脉，邪热耗伤肺胃阴液，久则病及肝肾，引起肝肾阴血不足，以致筋脉、肌肉失养，痿弱弛缓而成痿证病变。

【辨证施治】

证候：肢体瘫痪呈弛缓性，以下肢为多见，或现单瘫，半身瘫痪。亦有腹肌、肋间肌、膈肌瘫痪者，病情比较严重。瘫痪肢体在急性症状消失后，1～2周开始恢复，6个月以内恢复较为明显，过后则恢复缓慢，遗留肌肉萎缩、关节畸形等症。

治法：通经活络，理气行血，疗瘫起痹。

处方

上肢瘫痪：大椎八阵；河车路：大椎至命门段；肩髃、肩髎、曲池、合谷。

下肢瘫痪：命门八阵；河车路：大椎至长强段；环跳、殷门、伏兔、足三里、阳陵泉。

手法：杵针用平补平泻法，并可加灸法。

方义：大椎八阵、命门八阵、河车路疏通经络，调理气血。上下肢瘫痪局部取穴以调理瘫痪局部气血，使经络通畅，瘫痪自愈。

加减：抬腿困难者加髀关；膝屈曲者加阴市；膝外屈加承扶、委中、承山；内翻足加风市、昆仑、丘墟、悬中；外翻足加阳陵泉、三阴交、太溪；跟行足加承山、昆仑、太溪；举臂困难加天宗、臂臑；伸屈时无力加内关、外关；手内外旋加阳池、阳溪、后溪、少海；腕下垂加外关。

〔**按语**〕

本病在脊髓灰质炎减毒活疫苗推广后，发病已明显减少。后遗症应及时治疗，并配合功能锻炼；关节严重畸形者，可考虑矫形手术。

第四节　外科病症

一、风疹

风疹，今称荨麻疹，是一种常见的过敏性疾病。名为风疹，因其遇风易发而言。古代文献有瘾疹之名，谓其疹块时隐时现。本病急性者短期发作后多可痊愈，慢性者常反复发作，可历数月或经久难愈。其特征是皮肤出现鲜红色或苍白色的瘙痒风团。

【病因病机】

本病的发病原因多由腠理空疏，风邪乘虚侵袭，或因虫、虱刺咬，邪毒郁遏肌表，流窜经络而成；有因肠胃积热，腑气不下，内不能泄，外不能达，郁于肌肤而发；亦有因进食鱼虾而诱发者。

【辨证施治】

证候：本病以患者瘙痒异常，皮肤出现成块成片的风团为主症。发病颇为迅速，皮肤奇痒，搔之疹块凸起，犹如蚊虫叮咬之疙瘩，多成块成片，此起彼伏，疏密不一，以肱股内侧较多，消退后不留疹迹。如同时发于咽喉可见呼吸困难；发于胃肠兼有恶心、呕吐、腹痛、腹泻等症状。顽固的风疹，往往时隐时现，缠绵难愈。

若起病急骤，身热，口渴，或兼咳嗽，肢体酸楚，舌苔薄白，脉濡数，系为风邪外袭。若发疹时伴有脘腹疼痛，神疲纳呆，大便秘结，或泄泻，舌苔黄腻，脉滑数，属肠胃积热。

治法：祛风清热，凉血消疹。

处方：大椎八阵、脊中八阵；河车路：大椎至命门段；膈俞、曲池、合谷、血海、委中、天井。

手法：杵针用泻法，或平补平泻法。

方义：大椎八阵能祛风清热，脊中八阵凉血消疹。河车路调理气血，疏通经络，祛风消疹。曲池、合谷同属阳明经穴，善于开泄；血海属足太阴，主血分病，三穴相配而杵针用泻法，以祛风邪而清血热。委中为血郄，膈俞为血之会穴，凡热毒瘾疹蕴于血分者，尤为相宜。天井属少阳之穴，取之以调三焦经气而宣郁热。

加减：呼吸困难者加天突、身柱八阵；恶心呕吐者加内关、至阳八阵；腹痛泄泻者加天枢、足三里、命门八阵；咽喉痛者加少商；咳嗽喘息者加尺泽、膻中八阵。

〔按语〕

慢性风疹者尽可能查明其原因，针对病机治疗。凡属过敏体质者，忌食鱼腥等发物。大便秘结者，宜保持大便通畅。部分患者在月经前出现风疹，并随着经净而消失，但在下次月经来潮时又发作，可伴有痛经或月经不调。

二、乳痈

乳痈，是以乳房局部红、肿、热、痛，甚至化脓溃破为特征的急性化脓性疾患。若发于妊娠期者，名内吹乳痈；发于哺乳期者，名外吹乳痈。本病类似于西医学的急性化脓性乳腺炎，尤多发于初产妇。

【病因病机】

乳头属肝经，乳房属胃经，故本病多关系于肝胃两经。由于乳头畸形，影响哺乳，或乳汁过多，婴儿不能吸空，导致乳汁瘀滞，乳络不通，日久则败乳蓄积，酿化为脓。或因恣食辛辣之品，胃经积热；或忧思恼怒，肝气郁结，郁久化热；或因乳头破裂，火毒入侵，致使脉络阻塞，气滞血瘀，邪热蕴毒，形成肿结，热盛肉腐而成脓。

【辨证施治】

证候：本证以乳房局部红、肿、热、痛为特征，多发于初产妇。

初起乳房肿胀疼痛，皮肤微红，排乳不畅，常见有恶寒发热，头痛，骨节酸痛，胸闷呕恶，心烦口渴，舌苔薄黄，脉弦数。此期痈脓尚未形成。若乳房肿块增大，焮红疼痛，时时跳痛，高热不退，此为酿脓期。若发热延至一旬不退，肿块中央渐软、陷下，触之有波动感者，为脓已成，可见乳头有脓液排出。

治法：疏肝清胃，消肿散结。

处方：大椎八阵、身柱八阵、至阳八阵；河车路：大椎至命门段；足三里、梁丘、期门、内关、肩井。

手法：杵针用泻法。

方义：乳痈之为病，乃胃热、肝郁、火毒所致，故取大椎八阵、身柱八阵、至阳八阵、河车路以疏通经络，调理肝气，清泄郁热，清胃解毒，消肿散结。足三里为胃经合穴，梁丘为郄穴，能清解阳明郁热，疏通乳房气血。期门、内关同属厥阴，能疏肝解郁，宽胸利气，化痰消结。肩井为手足少阳、足阳明经和阳维脉之交会穴，对乳痈有消积散瘀之功，为治乳痈的经验穴位。

加减：乳汁壅胀者加膻中八阵、少泽；头痛发热者加曲池、合谷。

〔**按语**〕

哺乳前后，应洗涤乳头，保持清洁，预防感染。杵针治疗乳痈适用于脓未酿成者；若脓已成，须做外科手术治疗。可适当配合热敷或中药外敷，以提高疗效。

附：乳癖

乳癖类似今之乳腺小叶增生和乳房囊性增生，常见于中年妇女。中医学认为，本病多由郁怒、忧思或冲任失调所致。

【辨证施治】

证候：患者自觉乳房胀痛或刺痛，兼有胸闷、嗳气等症状。一侧或两侧乳房发生多个大小不等的圆形结节。结节与周围组织分界不清，结节可以推动。症状在行经前增加，行经后减轻，亦可因情志变化而消长。

治法：疏肝理气，消肿散结。

处方：身柱八阵、至阳八阵；河车路：大椎至命门段；膻中八阵、足三里、肩井。

手法：杵针用平补平泻法。

方义：身柱八阵、至阳八阵、河车路调理气机，疏肝解郁，消肿散结。膻中（八阵）为气之会穴，能理气散结。足三里和胃散结，肩井善消包块。诸穴相配，气机通畅，肿块自能消散。

加减：肝郁加太冲；血虚加血海、三阴交等穴。

三、肠痈

肠痈以右侧少腹疼痛拒按为特点。《内经》认为本病是由于喜怒不适、饮食不节、寒温不调，则寒邪留于肠中等原因所致。《金匮要略·疮痈肠痈浸淫病脉证并治》说："肠痈者，少腹肿痞，按之即痛如淋，小便自调，时时发热，自汗出，复恶寒。其脉迟紧者，脓未成，可下之，当有血。脉洪数者，脓已成，不可下也。"亦说："……身无热，脉数，此为肠内有痈脓。"本病包括西医学的急、慢性阑尾炎。

【病因病机】

本病多由进食厚味、恣食生冷和暴饮暴食等原因，以致脾胃受损，胃肠传化功能不利，气机壅塞而成；或因饱食后急暴奔走，或跌仆损伤，导致肠腑血络损伤，瘀血凝滞，肠腑化热，瘀热互结，血败肉腐而成痈脓。

【辨证施治】

证候：初起脘腹或绕脐作痛，旋即转移至右下腹，以手按之，其痛加剧，痛处固定不移，右腿屈而难伸，并有发热恶寒，恶心呕吐，便秘，尿黄，舌苔薄腻而黄，脉数有力等。若痛势加剧，症见腹皮拘急、拒按，局部或可触及肿块，壮热自汗，脉象洪数等，则属重证。

治法：清热导滞，活血散结。

处方：命门八阵、腰阳关八阵；河车路：至阳至长强段；合谷、足三里、天枢、上巨虚、地机、阑尾。

手法：杵针用泻法。

方义：命门八阵、腰阳关八阵、河车路调理气机，清热导滞，通经活血，消肿散结。天枢为大肠的募穴，合谷为手阳明经原穴，上巨虚为手阳明经下合穴，泻之可疏通大肠气血，清热导滞。足三里为足阳明经合穴，能清解热邪，疏通肠腑气血。地机为足太阴之郄穴，主腹中痛。阑尾是上巨虚与足三里之间的压痛点，是治肠痈的经验穴。诸穴相配，能通调手足阳明的经气，调整阳明腑气，达到散瘀消肿，清热止痛之效。

加减：发热加大椎八阵、曲池；呕吐加至阳八阵、内关；腹部胀满加气海八阵；大便秘结加阳陵泉、支沟。

〔**按语**〕

杵针对肠痈初期未化脓者效果较好。若成脓，伴有高热等症，宜采用综合疗法或外科手术。肠痈慢性迁延可参照以上用穴，每日或隔日 1 次治疗，并加用艾条悬灸局部。

四、瘿气

瘿气是指以颈部肿大或伴见烦躁多汗、消瘦为主要表现的一类病症。在中医古籍中有气瘿、肉瘿、血瘿、筋瘿和石瘿的论述。西医学中单纯性甲状腺肿、甲状腺肿瘤与甲状腺炎等疾病，可参考本病治疗。

【病因病机】

本病的发生，主要由经络壅塞，气机阻滞不通所致。其病因主要与七情失调有关。

平素多愁善感，情志抑郁，或暴怒过极，致气结不化，气滞则血瘀经络；气机不畅，津液失于敷布，凝聚成痰，气、痰、瘀三者互结于颈部，经络阻滞不通而成瘿气。或由外感六淫之邪，或水土不宜等，均可导致气血瘀滞，经络阻塞而成本病。气郁日久则化火，火盛伤阴，可致阴虚火旺。

总之，本病之起多由七情失调而导致气滞、血瘀、痰凝，经脉阻滞不通而成；或由外感六淫、水土不宜等，造成气滞血瘀，经络阻滞，而发生瘿气。

【辨证施治】

证候：以颈部肿大，漫肿或结块，皮宽而不紧，缠绵不愈为其特点。或兼见咽干口燥、畏热气促、五心烦热、心悸多汗等症。阴虚火旺者，可见形体消瘦，易饥多食，失眠，潮热，两手震颤，舌红少苔，脉象细数。日久气阴两虚，则可见气短乏力，便溏纳少，面色萎黄，自汗，舌淡少津，脉细弱。

治法：疏肝解郁，化痰散结，疏理经气。

处方：风府八阵、大椎八阵；河车路：风府至命门段；天突、臑会、天鼎、翳风、合谷、足三里、天柱、天容、廉泉。

手法：杵针用平补平泻法。

方义：风府八阵、大椎八阵、河车路疏肝理气，解郁化痰，通络散结。臑会为手少阳、阳维脉之会，取此穴能宣通三焦之经气，以疏导经络壅滞。手足阳明经均循行于颈部，取合谷、足三里以疏阳明之经气，消气血之凝聚。天突、天容、天鼎三穴均在颈间，近取使气血通畅，可奏化瘀散结之效。廉泉为任脉穴位，可散结行瘀，通调气机。天柱、翳风亦在颈部，可调理气机，疏通经脉，活血散结。

临床上可将上穴分为两组，交替使用。

加减：阴虚火旺者加太冲、太溪；失眠者加神门、三阴交；潮热者加劳宫；汗多者加阴郄、复溜；气阴两虚者加关元八阵、照海；心悸气促者加内关、神门；大便溏者加天枢、公孙；眼突者加风池；消瘦者加足三里、三阴交。

〔**按语**〕

如出现高热、呕吐、谵妄、脉细数者，为危象，应迅速进行抢救。

五、瘰疬

瘰疬多生于颈部或腋下，状如结核，推之不动，因其结核累累如贯珠之状，故名瘰疬。其小者为瘰，大者为疬，可由少增多，由小渐大，溃后即成鼠瘘，症多伴发寒热。《灵枢·寒热》曰："寒热瘰疬在于颈腋者……此皆鼠瘘寒热之毒气也，留于脉而不去者也。"本病类似西医学淋巴结核一类疾病。

【病因病机】

本病多因忿怒抑郁，情志不畅，致使肝气郁结，郁而生火，炼液为痰，痰火上升，凝阻经络，结于颈项。或因肺肾不足，肺气不能输布津液，以致凝聚为痰，流窜经络，痰火互结形成结核而成慢性瘰疬。由于外感风热者，兼夹痰凝阻滞少阳之络，以致营卫不和，气血凝滞而成急性瘰疬。久则血瘀肉腐而溃烂不收，形成鼠瘘。

【辨证施治】

证候：瘰疬多发生于耳后及颈项间，也有发于腋下、颌下、缺盆者。初起形如小豆粒，渐大如梅李核，一枚或三五枚成串，不红不热，推之略有移动。急性者兼有身发寒热、皮色微红、自觉胀痛，为实证；慢性者则终年缠绵不愈，伴有潮热、口干、食欲不振等症。溃后则脓水淋沥，不易愈合，或收口后复发，形体消瘦，此乃虚证。

治法：疏肝解郁，清热化痰，软坚散结。

处方：至阳八阵；河车路：大椎至命门段；颈百劳、肩井、肘尖、天井、翳风、章门。

手法：杵针平补平泻法。

方义：至阳八阵、河车路疏肝解郁，软坚散结。颈百劳、肘尖为奇穴，可疏导经气，消散瘰疬。肩井清泄胆热。天井、翳风疏三焦气机，清热散结。章门能疏肝利胆，健脾化湿，以行气除痰。

加减：项部瘰疬者加足临泣；颈部瘰疬者加臂臑、手三里；腋下瘰疬者加少海、阳辅；肝气郁结者加太冲；肾虚者加命门八阵、少海；兼感风热者加大椎八阵、曲池；胸胁疼痛者加阳陵泉、内关；脘痞纳少者加足三里、中脘八阵；盗汗者加阴郄、膏肓；咳嗽者加身柱八阵、列缺；头痛者加百会八阵。

〔**按语**〕

瘰疬如已化脓破溃者，须进行外科手术治疗。

六、丹毒

身体皮肤忽然变赤，如丹涂脂的形状，故名丹毒。因发生的部位不同，名称各异。如生于头部的称抱头火丹，或名大头瘟；生于小腿足部的称流火，游行于全身的称赤游丹。

本病是一种急性接触性传染病，多发于春秋季节，老年人和儿童多见。

【病因病机】

本病多因皮肤黏膜破损，毒邪侵入而成；或由风邪热毒外袭，血分生热；或由脾胃湿热蕴结，下流足胫。若发于头面者，兼有风热；发于下肢者，兼夹湿热；发于新生儿者，多由内热所致。

【辨证施治】

证候：发病前皮肤或黏膜常有损伤或溃疡史，发病迅速，患处皮肤焮热疼痛，按之更甚，边缘清楚而稍突起，很快向四周蔓延，5～6日后患处中央皮肤由鲜红色转为暗红色，逐渐脱屑而愈。或红肿处伴发水疱，破烂流水，疼痛作痒。也有烦渴、身热、便秘、溲赤、舌质红、苔薄黄、脉洪数等表现。若见壮热烦躁，神昏谵语，恶心呕吐，时有痉厥，为邪毒内攻之证。

治法：清热解毒，散风化湿。

处方：大椎八阵、至阳八阵；河车路：大椎至命门段；合谷、曲池、足三里、解溪、阴陵泉、血海、委中。

手法：杵针用泻法。

方义：大椎八阵、至阳八阵、河车路清热解毒，疏散风热，通经活络，理气化湿。合谷、曲池疏散风热之邪。足三里、解溪属足阳明胃经，合足太阴脾经阴陵泉以助脾胃而清利湿热。泻血海和委中，是清泄血中郁热，即"菀陈则除之"之意。

加减：呕吐加内关、中脘八阵；壮热者十宣点刺。

〔按语〕

丹毒发于面部或发于其他部位蔓延面积较大，出现高热神昏等邪毒内攻证候时，必须采取综合治疗。

七、痔疮

本病为发生于肛肠部的一种慢性疾病，较多见于青年和壮年。临床按痔核发生的位置，分为内痔和外痔、混合痔，统称为痔疮。

【病因病机】

痔疮发生的原因，多与长期坐位或站立工作、肩挑负重、跋涉运动、妊娠胎产；或久痢、久泻、便秘、嗜食厚味辛辣等因素，引起中气下陷，筋脉松弛，气滞血阻，燥热浊气结聚肛肠而发。

【辨证施治】

证候：发生于肛门齿线以上者为内痔，齿线以下者为外痔，齿线上下均有者为混合痔。

内痔：大便时出血，色鲜红或暗红，出血量不等，痔核突出于肛门外，如不及时复位，或因感染均可引起局部剧痛。如嵌顿，可致肿胀、糜烂、坏死。

外痔：自觉肛门处有异物感，剧烈疼痛或不痛。

混合痔：兼有内痔和外痔的症状。

治法：清热解毒，消肿散瘀。

处方：命门八阵；河车路：命门至长强段；长阳、会阳、承山、二白。

手法：杵针用泻法，或平补平泻法。

方义：命门八阵、河车路清热解毒，疏经调气，消肿散结。长强为督脉经穴，可疏导肛门瘀滞之气血。会阳、承山为足太阳膀胱经穴位，膀胱经其别行经脉络于肛，取之能疏导膀胱经气而消瘀滞。二白为治疗痔疮的经验穴。"玉龙歌"说："痔漏之疾亦可憎，表里急重最难禁，或痛或痒或下血，二白穴在掌后寻。"

加减：下血多者加血海；内痔脱出严重者加百会八阵。

〔按语〕

杵针治疗痔疮可以改善症状，根本治疗须由专科处理。平时应少食辛辣等刺激性食物，保持大便通畅。

八、扭伤

扭伤又名捩伤，是指躯体或四肢关节受外界扭转、牵拉等，而使筋脉、肌肉损伤，出现受伤部位肿胀疼痛，关节活动障碍等。与西医学所说的软组织损伤，而无骨折、脱臼等损伤相似。

【病因病机】

本病多由持重不当或运动失度，不慎跌仆，牵拉及过度扭转等原因，引起筋经、络脉及关节损伤，以致经气运行受阻，气血壅滞局部而成。

【辨证施治】

证候：损伤部位常发生于颈、肩、肘、腕、腰、髀、膝、踝等处。当扭伤部位因瘀阻而肿胀疼痛，则伤处肌肤出现红肿青紫。新伤局部有微肿，按压疼痛，表示伤势较轻。如红肿高耸，关节屈伸不利，表示伤势较重。陈旧性扭伤一般肿胀不明显，常因风寒湿邪侵袭而发作。

治法：活血通络，行气止痛。

处方

颈部：大椎八阵、风池、后溪。

肩部：肩髃八阵、肩髎、肩贞。

肘部：曲池八阵、天井、小海。

腕部：阳溪八阵、阳池、阳谷。

腰部：命门八阵、腰阳关八阵、委中。

髀部：环跳八阵、秩边、承山。

膝部：内膝眼、梁丘、阳陵泉。

踝部：解溪、昆仑、丘墟。

手法：杵针平补平泻法，陈旧性扭伤可加灸法。

方义：扭伤一般多在关节部位，取穴多在损伤部位附近穴位，以达到行气血，通经络的作用，使损伤部位的组织功能恢复正常。若伤势较重者，常配合循经取穴的方法。

〔**按语**〕

杵针治疗各种扭伤疼痛，可以改善症状，但必须排除骨折、脱位、韧带断裂及骨病等疾患。伤处不宜手法过重，以免溢血增多，扩大瘀肿。慢性扭伤可参考痹证治疗。

第五节　五官科病症

一、牙痛

牙痛为口腔疾患中常见的病症，常见于各种牙病，如龋齿、牙髓炎、冠周炎等。中医学认为，牙痛病因主要与胃经郁火和肾阴不足有关，并分为虚证和实证两类。

【病因病机】

手足阳明经均循行于上下齿中，多由于过食辛辣烟酒，郁于肠胃而化火，循经上犯于齿；或因风寒之邪侵袭阳明经络所致。肾主骨，齿为骨之余，肾虚火炎于上；或嗜食甘酸之物，口齿不洁，垢秽蚀齿而作痛。

【辨证施治】

证候：牙痛甚烈，兼有口臭、口渴、便秘，舌苔黄，脉洪数等，乃阳明火郁为患；如痛甚而龈肿，兼形寒身热，舌苔薄白，脉浮数者，为风火牙痛；如隐隐作痛，时作时息，口不臭，牙齿浮动，舌尖红，脉细等，为肾虚牙痛。

治法：清胃泻火，祛风止痛。

处方：风府八阵；河车路：风府至大椎段；颊车、下关、合谷、内庭。

手法：杵针用泻法。

方义：风府八阵、河车路祛风泻火，调气止痛。合谷清手阳明之热。颊车、内庭、下关疏泄足阳明经气，以清胃热。

加减：实火牙痛加太阳、颧髎泻上焦头面之实火；虚火牙痛加照海、太溪、行间以滋养肾阴而降肝火；风火牙痛加外关、大椎八阵以疏风清热，消肿止痛；龋齿加二间、三间、阳谷以清泄大小肠经腑热之邪而止痛。

〔按语〕

杵针除对龋齿疼痛可以暂时止痛外，对其他牙痛亦效果较好。治疗牙痛时应与三叉神经痛相区别。平时应注意口腔卫生，少食辛辣烟酒生火食品。

二、咽喉肿痛

咽喉是饮食、呼吸的要道，《灵枢·忧恚无言》说："咽喉者，水谷之道也。喉咙者，气之所以上下者也。"咽喉肿痛是一种常见的病症，中医学中的乳蛾、喉痹、喉风都可引起咽喉肿痛。西医学的急性咽炎、急性扁桃体炎和慢性咽炎等，与本病相似。

【病因病机】

咽接食道而通于胃，喉连气管而通于肺，引起咽喉肿痛有如下几种原因。

1. 外感风邪　因风热之邪熏灼肺系，喉为肺之前卫，易受其邪。

2. 饮食肥甘　因嗜食肥甘、辛辣煎炒，损伤阳明，引动胃火上熏，直达咽喉，造成肿痛。

3. 情志郁怒　由于肝胆之火上扰咽喉，气血郁结，令咽喉肿痛。《素问·阴阳别论》说："一阴一阳结，谓之喉痹。"

4. 阴虚火旺　因肾阴亏损，阴液不能上润咽喉，虚火上炎，致使咽喉肿痛。

【辨证施治】

1. 实热证

证候：多为外感风热与肺胃实热。咽喉红肿灼热，疼痛较重，吞咽困难，兼有寒热头痛、咳嗽、口渴、便秘等，舌苔薄白或薄黄，脉浮数或洪数。

治法：清热泻火，消肿止痛。

处方：风府八阵、大椎八阵；河车路：风府至大椎段；少商、商阳、合谷、天容、关冲。

手法：杵针多用泻法。

方义：本方通治咽喉肿痛之属于热证者。风府八阵、大椎八阵、河车路祛风清热，泻火解毒，消肿散结止痛。少商系手太阴肺经井穴，能清泄肺热，为治喉证主穴。商阳泄阳明热邪。合谷疏风解表，清热解毒。天容消肿散结止痛。关冲是手少阳三焦经井穴，能泄上焦郁热，加强消肿止痛之作用。

加减：声音嘶哑者加列缺；大便秘结者加上巨虚。

2. 阴虚证

证候：咽喉稍见红肿，疼痛较轻，或吞咽时稍觉不适或痛楚，口干舌燥，面赤唇红，手足心热，入夜较重，舌质红，脉细数。

治法：滋阴降火，散结止痛。

处方：风府八阵、命门八阵；河车路：风府至大椎段；太溪、照海、鱼际、廉泉。

手法：杵针用平补平泻法。

方义：风府八阵、命门八阵、河车路疏风通络，散结止痛，滋阴降火。太溪是足少阴经原穴，照海为足少阴和阴跷脉的交会穴，二脉均循行于喉咙，取之能调理二经经气，滋阴降火，清热消肿止痛。鱼际为手太阴肺经荥穴，取之清泄肺热。廉泉为任脉与肺经交会穴，有清利咽喉之效。诸穴合用，使虚火得清，不致灼伤阴液，故适用于阴虚的咽喉肿痛。

加减：手足心热加少府；盗汗加复溜。

〔**按语**〕

患者不宜吸烟、饮酒及进食酸辣等刺激性食物。

三、耳鸣、耳聋

耳鸣、耳聋是指听觉异常的两种病症，可由多种疾病引起。一般先有耳鸣，后有耳聋，耳聋在耳鸣的严重阶段出现，且两者在病因及治疗方面大致相同。耳鸣以自觉耳内鸣响，或如蝉鸣，或如雷鸣为主症；耳聋以听力减退，闻之不清或听觉丧失为主症。

西医学的神经性耳聋、癔病性耳聋，可参考本病治疗。

【病因病机】

耳为宗脉之所聚，五脏六腑皆通过经脉直接或间接地与耳部相关。《灵枢·邪气脏腑病形》说："十二经脉，三百六十五络，其血气皆上于面而走空窍……其别气走于耳而为听。"所以，五脏六腑、十二经脉的疾病都可以引起耳部听觉的异常。内因多由恼怒、惊恐、肝胆风火上逆，以致少阳经气闭阻，或因肾虚气弱，精气不能上达于耳而成；外因每为风邪侵袭，壅遏清窍，亦有因突然暴响震伤耳窍引起者。

【辨证施治】

根据发病久暂、兼证和脉象变化等，分为虚证和实证。

巴蜀名医遗珍系列丛书

1. 实证

证候：发病急，耳鸣如蝉，甚或如雷鸣样，且耳中觉胀，鸣声不断，按之不减，渐至闻声不清，重者出现耳聋不闻人声；亦有暴病耳鸣者，若为肝胆风火上逆，多见面赤，口干口苦，烦躁易怒，脉弦；若为外感风邪，多兼有寒热头痛，脉浮数或浮弦。

治法：平肝泻火，息风通窍。

处方：百会八阵、风府八阵；河车路：风府至大椎段；翳风、听会、足临泣、侠溪、听宫、中渚。

手法：杵针用泻法。

方义：百会八阵、风府八阵、河车路有平肝息风、清热泻火、通经活络、行气通窍的作用。手足少阳两经经脉均绕行于耳之前后，故取手少阳三焦经之中渚、翳风，足少阳胆经之听会、侠溪，远近相配，以疏导少阳经气，四穴合用，为治疗本病之主方。足临泣为胆经之输穴，用之可清泄少阳经热，通畅气机，为上病下取之意。听宫为局部取穴，可疏通耳道。

加减：肝胆火盛者加太冲、丘墟以清泻肝胆实火；外感风邪者加外关、列缺、合谷以疏散外邪。

2. 虚证

证候：久病耳聋，耳中如蝉鸣，时作时止，劳累则加剧，按之鸣声减弱，兼见头晕、腰酸膝软乏力、遗精阳痿、带下、脉虚细等症。

治法：补益精气，通窍复聪。

处方：百会八阵、命门八阵；河车路：大椎至命门段；翳风、听会、足临泣、侠溪。

手法：杵针用补法，并可加灸法。

方义：肾开窍于耳，虚证其治在肾，肾虚则精气不能上注于耳，故取命门八阵、百会八阵、河车路补气益精，培肾固本，疏经活络，通窍复聪。翳风、足临泣为手少阳之穴，听会、侠溪为足少阳之穴，两经均行于耳部周围，有疏通少阳经气、通窍复聪的作用。

加减：肾虚严重者加关元八阵、太溪以补益肾气；脾胃虚弱加至阳八阵、足三里。

〔按语〕

治疗耳鸣、耳聋还可结合自我按摩疗法。患者以两手掌心紧按外耳道口，同时以四指反复敲击枕部或乳突部，续而手掌起伏，使外耳道口有规律地开合。坚持每天早晚各做数分钟。另外，日常生活中还应注意劳逸、喜怒、房劳的调节和摄生调养。

四、鼻渊

鼻渊，是以鼻流腥臭浓涕，鼻塞，鼻不嗅香臭，甚或前额疼痛为主症的一种病症。本病重者为脑漏、脑渗。西医学的急慢性鼻窦炎、副鼻窦炎可参照本病施治。

【病因病机】

鼻为肺之外窍，故鼻渊的发生与肺经受邪有关。其急者，每因风寒袭肺，蕴而化热，或感受风热，肺气失宣，客邪上干清窍而致鼻塞流涕。风邪解后，郁热未清，酿为浊液，壅于鼻窍，化为浓涕，迁延而发为鼻渊。亦有因肝胆火盛，上犯清窍，引起鼻炎者。

【辨证施治】

证候：鼻流浊涕，色黄腥秽，鼻塞不闻香臭。急者兼见头痛、发热、纳呆、脉数等。经久不愈，反复发作者，则兼见头昏、眉额胀痛、思绪分散及记忆衰退等。

巴蜀名医遗珍系列丛书

治法：消热宣肺，开通鼻窍。

处方：百会八阵、风府八阵；河车路：风府至大椎段；上星、迎香、神庭、上迎香、列缺，印堂、合谷。

手法：杵针用泻法，或平补平泻法。

方义：百会八阵、风府八阵、河车路清热祛风，利窍通鼻。上星、神庭、印堂为督脉穴位，印堂又近鼻部，督脉"循额至鼻柱"，有泄诸经之热，开通鼻窍之作用。鼻为肺窍，故取肺经络穴列缺以宣肺，清风热。手阳明与太阴相表里，其脉又上夹鼻孔，合谷、迎香可疏调手阳明经经气，清泄肺热，其中迎香治鼻塞、不闻香臭最为有效。上迎香居鼻之两侧，取之可散局部之郁热以通鼻窍。

以上诸穴可以分组轮换施治。

加减：外感风热者加外关、曲池、大椎八阵；脾胃湿热者加阴陵泉、行间；眉棱骨痛者加攒竹；肝胆火盛者加太冲。

〔按语〕

在治疗期间，注意不要受凉感冒。平时应少食辛辣之品。

五、目赤肿痛

目赤肿痛，古代文献根据发病原因、症状急重和流行性，有称风热眼、暴风客热、天行赤眼等。亦为多种眼部疾患中的一种急性症状。

西医学的急性结膜炎、伪膜性结膜炎及流行性角膜炎等有目赤肿痛表现者，可参考本病施治。

【病因病机】

由于冬春季节感受风热之邪，或时毒邪气，侵袭于目，邪阻目系，经气阻滞，火郁不宣，气血壅滞；或因脾胃积热，肝胆火盛，循经上攻于目，以致经脉闭阻，血壅气滞，目睛红赤肿痛。总之，本病总与火热有关，在经则与肝胆二经关系最为密切。

【辨证施治】

证候：目睛红赤肿痛，畏光，流泪，目涩难开，眵多等。初起常病一目，渐及双侧。若兼头痛、发热、脉浮数等症，为外感风热；若兼口苦、烦热、便秘、舌边尖红、脉弦数者，为肝胆火盛。

治法：疏风清热，泻肝明目。

处方：风府八阵；河车路：风府至至阳段；合谷、太冲、睛明、太阳、耳尖、眼八廓。

手法：杵针用泻法。

方义：风府八阵、眼八廓有疏风清热作用。河车路以泻肝明目，消肿定痛。目为肝之外窍，故取肝经原穴太冲清肝泻火。三阳之经皆上循目部，取手阳明经合谷穴，疏风清热。睛明为足太阳、足阳明之交会穴，能宣泄患部之郁热，有通络明目之功。合谷能调阳明经气以泄风热。太阳泄热消肿。耳尖擅治目赤肿痛。

加减：外感风热者加大椎八阵、上星、曲池；肝胆火盛者加至阳八阵、行间、侠溪、阳白；烦热者加内关、关冲；头痛加百会八阵。

〔**按语**〕

应注意眼部的卫生，睡眠充足，减少视力活动，戒愤怒，戒房劳，勿食辛辣刺激之物。杵针治疗目赤肿痛取眼眶内穴位时，手法应轻，以防发生意外。

六、迎风流泪

迎风流泪可分冷泪和热泪。冷泪一般冬季较重，年远日久，则不分冬

巴蜀名医遗珍系列丛书

夏。热泪大多为外障眼病兼有的症状。若因情志刺激而流泪者，不属病态。

【病因病机】

冷泪多为肝肾不足，精血亏耗，泪窍狭窄，风邪外侵，泪液外溢所致。悲泣过频者，每易患之。

热泪多内因肝火炽盛，外因风邪侵袭所致，每与外障眼疾并见。

【辨证施治】

证候：冷泪者眼睛不红不痛，泪下无时，迎风更甚，泪水清稀，流泪时无热感，如久流失治，令目昏暗。热泪者眼睛红肿、焮痛，羞明，泪下黏浊，迎风加剧，泪流时有热感。舌红苔黄，脉数。

治法：冷泪者，补益肝肾；热泪者，散风清热，疏肝明目。

处方：风府八阵；河车路：风府至大椎段；睛明、攒竹、合谷、太冲、眼八廓。

手法：冷泪者，杵针用补法，可加灸法。热泪者，杵针用泻法。

方义：风府八阵、河车路、眼八廓疏风清热，调肝明目。睛明、攒竹近取，能调局部气血以通泪窍。手阳明经原穴合谷，配足厥阴肝经原穴太冲，能散风清热，清泻肝胆之火，并有消肿止痛之功。

加减：冷泪者加命门八阵，以补益肝肾；头痛泪多加百会八阵、神庭、头临泣。

〔按语〕

如泪道阻塞，则泪液满眶，用手挤压泪囊区，无分泌物溢出，可做泪道冲洗，以判断阻塞之部位。平时注意少食辛辣之品。

七、近视

近视是一种屈光不正的眼病，外观眼部一般无明显异常，只是病人对远距离物体的辨认发生困难，即近看清楚，远视模糊，古称"能近怯远症"。本病常见于青少年。

【病因病机】

形成近视的原因很多，以阅读、书写、近距离工作时的照明不足、姿势不正、持续时间过久为主要因素。肝藏血，开窍于目，目得血而能视。若久视伤血，目失所养，则发为本病。此外，禀赋不足也是本病的发病原因之一。

【辨证施治】

证候：近视的主要症状是视物模糊，视力减退。近视在进展期主要表现为双眼球痛，看书、视物模糊不清，不能远距离看视。目为司视之窍，五脏六腑之精气皆上注于目而能视。若肝肾阴虚则视物昏花，并有失眠、健忘、腰酸、舌红、脉细等症状。

治法：滋补肝肾，益气明目。

处方：风府八阵、至阳八阵、命门八阵；河车路：风府至大椎段；睛明、攒竹、承泣、光明、眼八廓。

手法：杵针用补法，或平补平泻法。

方义：风府八阵、至阳八阵、命门八阵、河车路、眼八廓调理经络之气，有滋补肝肾、益气明目之功。睛明、攒竹、承泣为治眼疾之常用穴，有养肝明目的作用。光明为胆经腧穴，肝胆互为表里，取之有调补肝肾、益气明目的作用。

加减：脾胃虚弱者加脊中八阵、足三里、三阴交。

〔**按语**〕

预防近视的重点，是做好青少年的视力保健工作。

巴蜀名医遗珍系列丛书